CB014422

50 Holters

Arritmias e seus desafios

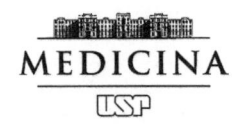 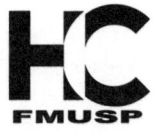

50 Holters
Arritmias e seus desafios

José GRINDLER
Acácio F. CARDOSO
Alfredo J. FONSECA
José L. B. CASSIOLATO
Carlos A. R. OLIVEIRA

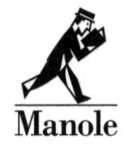

Manole

"A edição desta obra foi financiada com recursos da Editora Manole Ltda., um projeto de iniciativa da Fundação Faculdade de Medicina em conjunto e com a anuência da Faculdade de Medicina da Universidade de São Paulo – FMUSP."

Logotipos © Hospital das Clínicas – FMUSP
   © Faculdade de Medicina da Universidade de São Paulo
   CH © Alfredo José da Fonseca

Este livro contempla as regras do Acordo Ortográfico da Língua Portuguesa.

Editor-gestor: Walter Luiz Coutinho

Projeto gráfico e diagramação: Anna Yue
Ilustrações: Mary Yamazaki Yorado
Capa: Departamento de arte da Editora Manole

Dados Internacionais de Catalogação na Publicação (CIP)
(Câmara Brasileira do Livro, SP, Brasil)

50 Holters : arritmias e seus desafios / José Grindler... [et al.]. – Barueri, SP : Manole, 2016.

Outros autores: Acácio Fernandes Cardoso, Alfredo José da Fonseca, José Luiz B. Cassiolato, Carlos Alberto R. Oliveira
ISBN 978-85-204-5043-7

1. Arritmias 2. Arritmias - Diagnóstico 3. Arritmias - Tratamento 4. Cardiologia 5. Clínica médica I. Grindler, José. II. Cardoso, Acácio Fernandes. III. Fonseca, Alfredo José da. IV. Cassiolato, José Luiz B. V. Oliveira, Carlos Alberto R.

| | CDD-616.128 |
| 16-02974 | NLM-WG 330 |

Índices para catálogo sistemático:
1. Arritmias : Cardiologia : Medicina   616.128

Direitos adquiridos pela:
Editora Manole Ltda.
Av. Ceci, 672 - Tamboré
06460-120 - Barueri – SP - Brasil
Tel.: (11) 4196-6000 – Fax: (11) 4196-6021
www.manole.com.br | info@manole.com.br

Impresso no Brasil
Printed in Brazil

Nota:
A Medicina é uma área do conhecimento em constante evolução. Os protocolos de segurança devem ser seguidos, porém novas pesquisas e testes clínicos podem merecer análises e revisões. Alterações em tratamentos medicamentosos ou decorrentes de procedimentos tornam-se necessárias e adequadas. Os leitores são aconselhados a conferir as informações sobre produtos fornecidas pelo fabricante de cada medicamento a ser administrado, verificando a dose recomendada, o modo e a duração da administração, bem como as contraindicações e os efeitos adversos. É responsabilidade do médico, com base na sua experiência e no conhecimento do paciente, determinar as dosagens e o melhor tratamento aplicável a cada situação. Os autores e os editores eximem-se da responsabilidade por quaisquer erros ou omissões ou por quaisquer consequências decorrentes da aplicação das informações presentes nesta obra.

AUTORES

José Grindler
Diretor do Serviço de Eletrocardiologia do Hospital das Clínicas da Faculdade de Medicina da Universidade de São Paulo (HC-FMUSP).

Acácio F. Cardoso
Pós-graduando pela Faculdade de Medicina da Universidade de São Paulo (FMUSP). Médico Assistente do Serviço de Eletrocardiologia do Hospital das Clínicas da FMUSP (HC-FMUSP). Título de especialista em Eletrofisiologia Cardíaca Invasiva conferido pela Sociedade Brasileira de Arritmias Cardíacas (SOBRAC) e Associação Médica Brasileira (AMB). Título de especialista em Cardiologia conferido pela Sociedade Brasileira de Cardiologia (SBC).

Alfredo J. Fonseca
Cardiologista e Médico do Esporte pela Sociedade Brasileira de Cardiologia (SBC) e pela Sociedade Brasileira de Medicina do Esporte (SBME). Médico Assistente do Hospital das Clínicas da Faculdade de Medicina da Universidade de São Paulo (HC-FMUSP).

José L. B. Cassiolato
Médico Colaborador do Serviço de Eletrocardiologia do Hospital das Clínicas da Faculdade de Medicina da Universidade de São Paulo (HC-FMUSP). Responsável pelo Serviço de Eletrocardiologia do Hospital 9 de Julho (SP). Diretor Médico da Cardiodinâmica-Cardios (SP).

Carlos A. R. Oliveira
Médico Assistente do Serviço de Eletrocardiologia do Hospital das Clínicas da Faculdade de Medicina da Universidade de São Paulo (HC-FMUSP).

COLABORADORES

Eduardo Rodrigues B. Costa
Diretor da CardioRitmo Clínica de Arritmias de São José dos Campos (SP).

Elizabeth A. Hueb
Médica do Serviço de Holter da Cardiodinâmica-Cardios (SP).

Fábio Sândoli de Brito
Diretor da Central Brasileira de Holter/Hospital Sírio-Libanês (SP).

João Pimenta
Diretor do Serviço de Cardiologia do Hospital do Servidor Público Estadual (SP).

José Claudio Lupi Kruse
Diretor do ProHolter (RS) e membro da diretoria do Grupo de Estudos de ECG da Sociedade Brasileira de Cardiologia (SBC).

Marlene Alves P. Silveira
Enfermeira e Especialista em Gestão de Serviço de Enfermagem.

Moacir Carlos de Sousa Jr.
Cardiologista e Arritmologista. Empresa Net Holter.

Mônica Lima
Cardiologista e Arritmologista. Médica Colaboradora do Serviço de Eletrocardiologia do Hospital das Clínicas da Faculdade de Medicina da Universidade de São Paulo (HC-FMUSP).

Rejane Pereira
Assistente de Análise Cardiológica dos Serviços de Holter – Central Brasileira de Holter (SP) e Cardiodinâmica-Cardios (SP).

SUMÁRIO

PREFÁCIO

Seguindo a tradição, o Serviço de Eletrocardiografia do Instituto Central do Hospital das Clínicas da Faculdade de Medicina da Universidade de São Paulo (FMUSP), parte integrante do Serviço de Clínica Geral e Propedêutica, lança um livro com potencial didático voltado a alunos, clínicos e cardiologistas.

Após três livros de grande sucesso na área de Eletrocardiografia, os autores José Grindler, Acácio Fernandes Cardoso, Alfredo José da Fonseca, José Luiz B. Cassiolato e Carlos Alberto R. de Oliveira discutem a importância do auxílio diagnóstico pela eletrocardiografia dinâmica, sistema Holter.

São apresentados 50 casos que valorizam o método como importante ferramenta para uso no hospital geral.

Cumprimento os autores pelo excelente trabalho, importante para o avanço do conhecimento e aprendizado na área.

Prof. Dr. Milton de Arruda Martins
Professor Titular da Clínica Geral da Faculdade
de Medicina da Universidade de São Paulo

AGRADECIMENTOS

Quarto livro pela Editora Manole. Obrigado pela confiança. Agradeço também a todos amigos que já se foram e que em algum lugar continuam torcendo por mim. E, claro, ao meu filho Victor, que me apoiou mesmo na eventual ausência.

José Grindler

A Deus, meu guia na jornada da vida.
À minha família, constante incentivo e amparo em tudo que faço.
À Meive, companheira de todas as horas.
À Manuela, que me ensina diariamente o verdadeiro sentido da vida.
Ao Dr. José Grindler e ao Serviço de Eletrocardiologia do HCFMUSP, pela confiança e apoio.

Acácio F. Cardoso

Se a gratidão é o perfume da alma, agradeço a Deus por mais este frasco em forma de livro na jornada de minha realização profissional.

Alfredo J. Fonseca

Obrigado José pela confiança.
Aurelio e Ivone... onde estiverem...

José L. B. Cassiolato

Divido com a família e amigos o resultado desse trabalho.

Carlos A. R. Oliveira

HOMENAGEM AOS PRECURSORES DO MÉTODO NO BRASIL

Dr. Anis Rassi
Dr. Fábio Sândoli de Brito

APRESENTAÇÃO

A necessidade de bibliografia de referência do método Holter nos fez avaliar a possibilidade de organizar situações de análise da eletrocardiografia dinâmica. A primeira ideia foi apresentar, de maneira prática e objetiva, as principais alterações e seus desafios no dia a dia do analisador. Assim, optamos por discutir casos de maneira informal, e o resultado está aqui. Não queríamos nada muito sofisticado; a intenção era proporcionar, através de uma leitura rápida e acessível, dicas indispensáveis à interpretação do método.

Registrar continuamente o eletrocardiograma significa observar o comportamento dos batimentos cardíacos em todas as atividades cotidianas de um paciente. Foi com esse propósito que Norman Holter, no início dos anos 1960, implementou essa ideia. O que ele possivelmente não imaginou é que sua tentativa de registrar longos períodos do eletrocardiograma fosse se tornar uma das principais ferramentas utilizadas na investigação das arritmias cardíacas. Avanços tecnológicos ocorreram desde então e, atualmente, o Holter, já consagrado na prática clínica, consegue caracterizar muitas ocorrências normais e patológicas do eletrocardiograma, servindo de base para avaliação e tratamento de uma variedade de situações cardiológicas.

Avanços foram incorporados à tecnologia já existente, permitindo a avaliação de marca-passos e desfibriladores, a medida do intervalo QT e QTc e a realização do ECG de alta resolução. Sistemas miniaturizados com capacidade de monitoração mais prolongados e com moderna tecnologia para aquisição e transmissão do sinal foram criados e permitiram o registro de eventos em pacientes com sintomas ocasionais.

Ao extrapolar o conhecimento adquirido na área cardiológica, a eletrocardiografia dinâmica ganha novas dimensões em outros campos de atuação clínica. Avaliações dos distúrbios respiratórios do sono, análise da atividade cardíaca em situações específicas, como o estudo de pacientes nefropatas em situações de diálise ou a observação da evolução do treinamento esportivo em atletas de alto rendimento ou mesmo no ápice competitivo, apenas comprovam a importância do método. Porém, cabe ressaltar que o sistema Holter investiga primariamente as arritmias, a evolução da resposta terapêutica e possíveis efeitos adversos associados à medicação antiarrítmica, o comportamento dos dispositivos cardíacos implantáveis e a avaliação autonômica do paciente.

Enfim, esperamos que a discussão realizada aqui, por meio de 50 casos de Holter, possa acrescentar algum conhecimento aos apaixonados pelo método e desperte interesse naqueles que estão iniciando na descoberta desse universo fabuloso. Boa leitura!

Os autores

INTRODUÇÃO AO SISTEMA HOLTER

Avaliar um exame de Holter exige conhecimento eletrocardiográfico e, principalmente, atenção. A evolução da metodologia permitiu que a análise automática realizada pelos *softwares* fosse segura. Mas a necessidade da interação do médico com os programas de análise, validando e corrigindo os achados, é de vital importância para chegarmos a um laudo seguro e com informações adequadas.

Nenhum programa de análise automática tem especialização em eletrocardiografia. Os programadores realizam as interpretações do sinal baseados em cálculos matemáticos, nos quais linhas de base e deflexões servem de critérios normativos.

Até hoje, não existem programas que avaliam a onda P, portanto as avaliações de ritmos supraventriculares não levam em consideração a sua existência (P positiva, negativa, próxima ou distante de QRS).

Descrever os achados encontrados durante uma análise e os fatores que validam a sua hipótese conclusiva oferecem segurança na conduta terapêutica a ser seguida pelo médico solicitante. Além de aspectos eletrocardiográficos, procuraremos aqui apresentar alguns fundamentos da metodologia que julgamos importantes.

INSTALAÇÃO E DERIVAÇÕES

Geralmente são utilizados quatro ou cinco eletrodos no tórax para obter três derivações bipolares. Não existem padronizações em relação às derivações de análise. Cada fabricante determina as derivações e seu canal correspondente. A derivação CM5 é a que possui maior sensibilidade para o diagnóstico de alterações do ritmo e detecção de isquemia miocárdica.[1] Na Figura 1 podemos avaliar esquemas da disposição dos eletrodos no tórax.

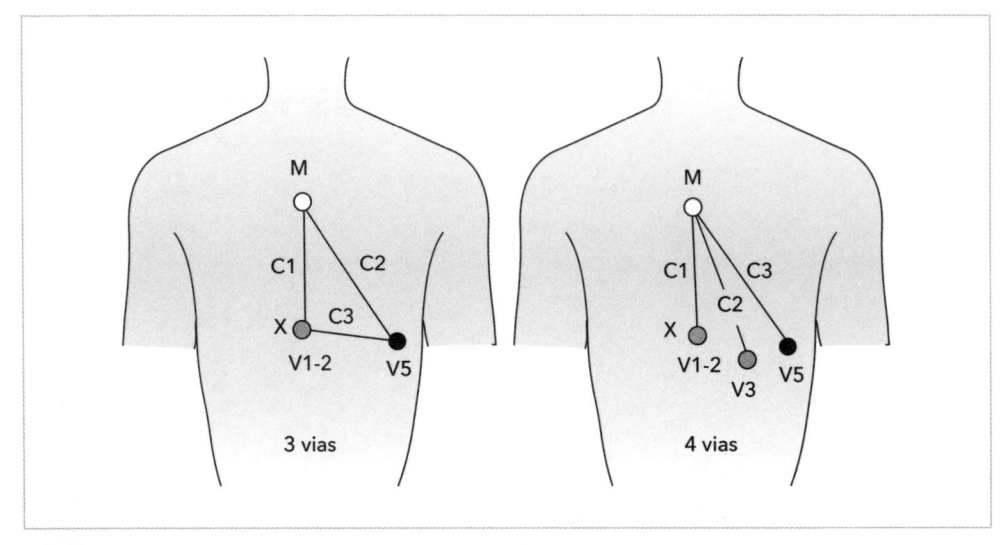

FIGURA 1   Esquemas de posicionamento dos eletrodos no tórax para obtenção das derivações bipolares no Holter.

GRAVAÇÃO DO EXAME

A gravação do exame é feita por um gravador com capacidade de registro de 24 horas, 48 horas e até 7 dias. Atualmente, a aquisição do ECG é totalmente digitalizada e feita a partir de cartões de memória e memória sólida. Ao final da gravação, toda informação é transferida ao *software* de análise para tratamento do sinal, avaliação dos dados, edição e tabulação das informações.

ANÁLISE DO ELETROCARDIOGRAMA

A análise é feita com base em parâmetros estabelecidos no *software* (Figura 2). Os sistemas identificam quatro tipos morfológicos de QRS (normais, ventriculares, artefatos e interrogados) e agrupam as morfologias semelhantes em subgrupos quantificando-as. Observe na Figura 2 um exemplo desta identificação. Baseados nesses critérios, os sistemas usam a sua configuração para mostrar as principais arritmias. Todas as mensurações são baseadas em distâncias de QRS. Não há sistemas que interpretam ondas P, como alertamos anteriormente. As avaliações das ondas U e intervalos PR são feitas visualmente.

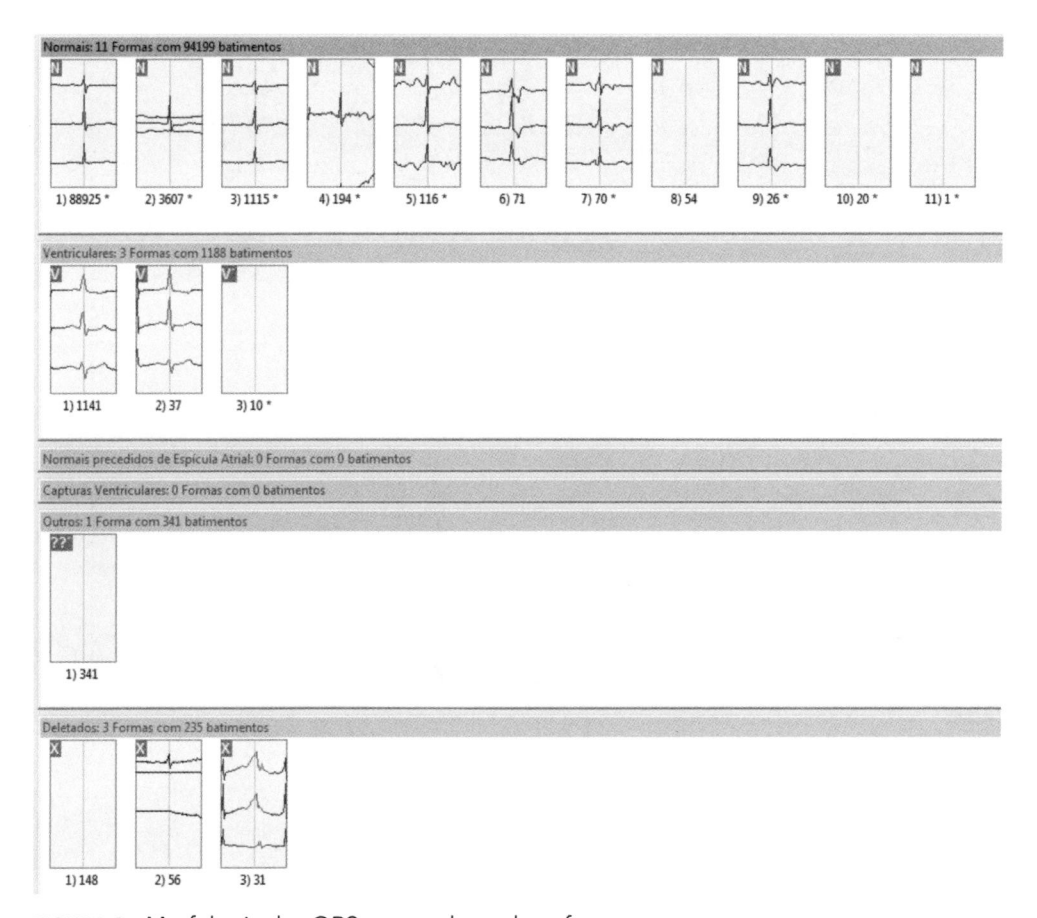

FIGURA 2 Morfologia dos QRS agrupados pelo *software*.

INTERPRETAÇÃO DO EXAME

O avaliador de Holter deve ter experiência em eletrocardiografia e deve estar familiarizado com o *software* de análise. O sistema permite uma completa interação com o analista. O fabricante disponibiliza várias plataformas nas quais é possível avaliar as morfologias encontradas, além da distribuição e quantificação dos dados em tabelas e gráficos. Os traçados podem ser demonstrados em diferentes ampliações e durações. Alguns *softwares* permitem a reprodução do registro em doze derivações e facilitam a realização do diagnóstico em situações específicas, como na diferenciação entre ventriculares e supraventriculares com aberrância de condução. Procure utilizar todas as ferramentas apresentadas pelo *software* de análise para auxiliar na sua interpretação e facilitar na elaboração de diagnósticos.

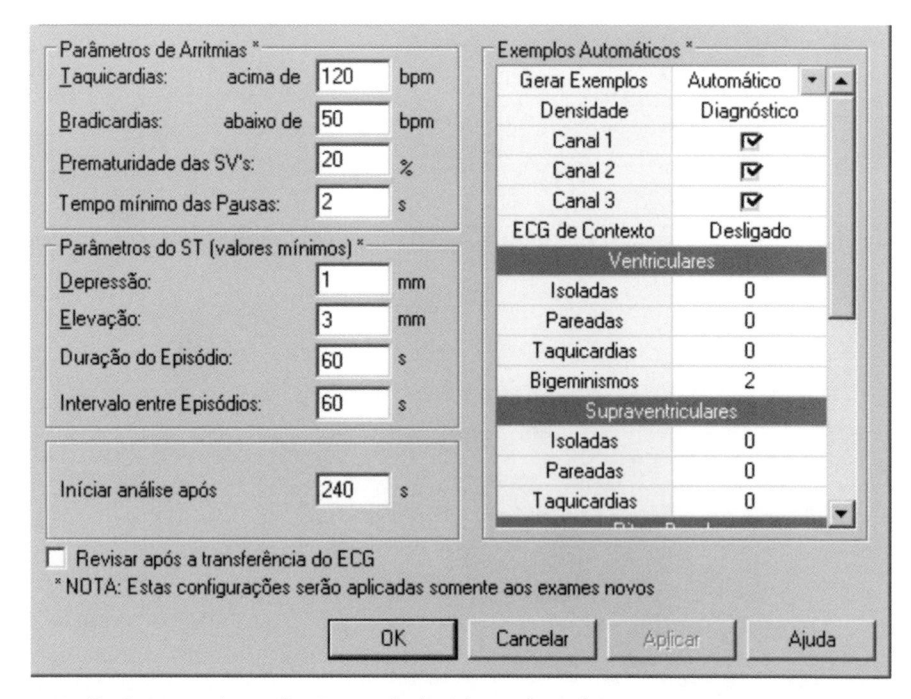

FIGURA 3   Parâmetros de avaliação estabelecidos pelo *software*.

OBJETIVOS DO EXAME

O principal objetivo do método é tentar confirmar a relação de causa e efeito entre sintomas e arritmias. Por outro lado, a ausência de arritmias durante o relato de sintomas significativos (p. ex., pré-síncope ou síncope) afasta a possibilidade de alterações do ritmo como causa do sintoma. A possibilidade de documentação de eventos é proporcional à frequência dos sintomas. Pacientes com sintomas diários são os que têm maior indicação para realizar o exame, uma vez que a probabilidade de detecção de arritmias é maior. Sintomas mais espaçados exigem a realização de monitorações por tempo mais prolongado. Nesses casos, são utilizados monitores de evento (*loop* ou *loop event recorder*), que possibilitam a monitoração por até quatro semanas e permitem o registro do ECG após acionamento manual do aparelho pelo paciente.

INDICAÇÕES

A eletrocardiografia dinâmica pode ser indicada em diferentes situações clínicas, descritas a seguir.[2,3]

1. Para avaliar pacientes com suspeita de arritmias:
    - Pacientes com pré-síncopes ou síncopes sem etiologia definida.
    - Pacientes com palpitações.
    - Pacientes com acidente vascular cerebral em que haja suspeita de fibrilação ou *flutter* atrial paroxísticos.
    - Pacientes com episódios de dor torácica, dispneia ou fadiga sem uma causa óbvia.

2. Para avaliar a estratificação de risco:
    - Antes da alta hospitalar após infarto agudo do miocárdio.
    - Pacientes com disfunção ventricular significativa.
    - Pacientes com cardiomiopatia hipertrófica.

3. Para avaliar a resposta terapêutica e efeitos pró-arrítmicos:
    - Avaliar o controle da resposta ventricular na fibrilação atrial.
    - Avaliar o tratamento com drogas antiarrítmicas.
    - Avaliar o resultado da ablação por cateter, cirurgias.

4. Para avaliar o funcionamento de marca-passos e desfibriladores.

ELABORAÇÃO DO LAUDO

O laudo deve conter todas as informações necessárias para uma completa interpretação do exame pelo médico solicitante. Não há necessidade de padronizações, desde que contemple a avaliação de parâmetros essenciais considerados a seguir:

- Ritmo de base predominante e seu comportamento ao longo do registro.
- Registro das frequências média, mínima e máxima.
- Duração das pausas e momento em que ocorrem.
- Análise da condução atrioventricular e intraventricular, persistentes ou intermitentes.
- Quantificação, apresentação e distribuição das arritmias ao longo do registro.
- Características das taquiarritmias com ênfase para o diagnóstico do possível mecanismo eletrofisiológico e diagnóstico definitivo.
- Avaliação da repolarização ventricular, dos intervalos QT e QTc, de possíveis eventos isquêmicos e sua duração.
- Avaliação da correlação entre os sintomas relatados e as alterações do ritmo.

Finalize o exame, preferencialmente, com alguma conclusão. Não tenha receio de elaborar mais de uma hipótese diagnóstica. Lembre-se de que o Holter apenas documenta as alterações do ritmo, a confirmação poderá exigir estudos invasivos ou outros métodos de avaliação.

LIMITAÇÕES DO MÉTODO

Como todos os métodos de avaliação não invasiva, o Holter possui limitações. O preparo adequado da pele, além do posicionamento e da fixação dos eletrodos, é fundamental para garantir uma boa gravação e evitar uma quantidade excessiva de artefatos. Fatores externos podem limitar a análise adequada do sinal e prejudicar a gravação. Variações da amplitude do sinal associadas a mudanças de posturas também podem comprometer a análise. Outras situações associadas a alterações prévias do ECG e a determinadas situações clínicas podem prejudicar a avaliação de determinados parâmetros. A interpretação do segmento ST pode ser problemática em pacientes com múltiplas comorbidades incluindo hipertensão, doença renal, diabetes, doença vascular periférica, assim como nos casos com alterações eletrocardiográficas prévias ou sob efeito de determinados medicamentos como o digitálico.[4] Mudanças no segmento ST podem ocorrer em mais de 30% dos pacientes com doença renal crônica dialítica e são atribuídas a flutuações da pressão arterial e dos eletrólitos.[5] O reconhecimento dessas situações é importante para evitar interpretações equivocadas durante a análise do exame.

REFERÊNCIAS

1. Shandling AH, Bernstein SB, Kennedy HL, Ellestad MH. Efficacy of three-channel ambulatory electrocardiographic monitoring for the detection of myocardial ischemia. Am Heart J. 1992;123(2):310-6.
2. Crawford MH, Bernstein SJ, Deedwania PC, DiMarco JP, Ferrick KJ, Garson A Jr, et al. ACC/AHA Guidelines for ambulatory electrocardiography. A report of the American College of Cardiology/American Heart Association Task Force on Practice Guidelines (Committee to Revise the Guidelines for Ambulatory Electrocardiography). Developed in collaboration with the North American Society for Pacing and Electrophysiology. J Am Coll Cardiol. 1999;34(3):912-48.
3. Diretrizes para avaliação e tratamento de pacientes com arritmias cardíacas. Avaliação não invasiva das arritmias cardíacas. Arq Bras Cardiol. 2002:7-17.
4. Smith SC Jr, Amsterdam E, Balady GJ, Bonow RO, Fletcher GF, Froelicher V, et al. Prevention Conference V: Beyond secondary prevention: identifying the high-risk patient for primary prevention: tests for silent and inducible ischemia: Writing Group II. Circulation. 2000;101(1):E12-6.
5. Cohn PF, Fox KM, Daly C. Silent myocardial ischemia. Circulation. 2003;108(10):1263-77.
6. Zareba W, Maison-Blanche P, Locati EH. Noninvasive eletrocardiology in clinical pratice. Armonk: Futura; 2001.

EXAME DE HOLTER NORMAL

▸ F.R.S., 47 anos, sexo masculino.

▸ Avaliação de palpitações.

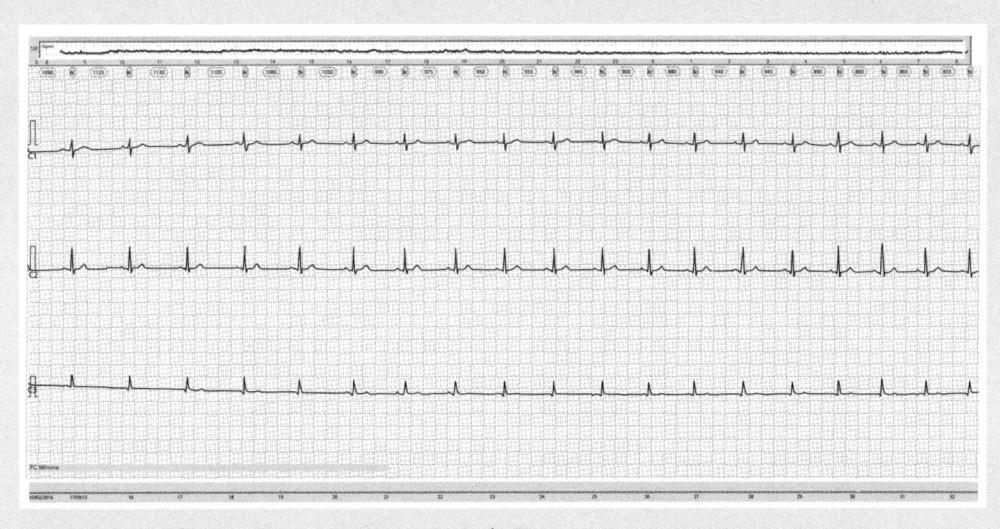

TRAÇADO 1 FC mínima no exame – assistindo TV.

FC: frequência cardíaca.

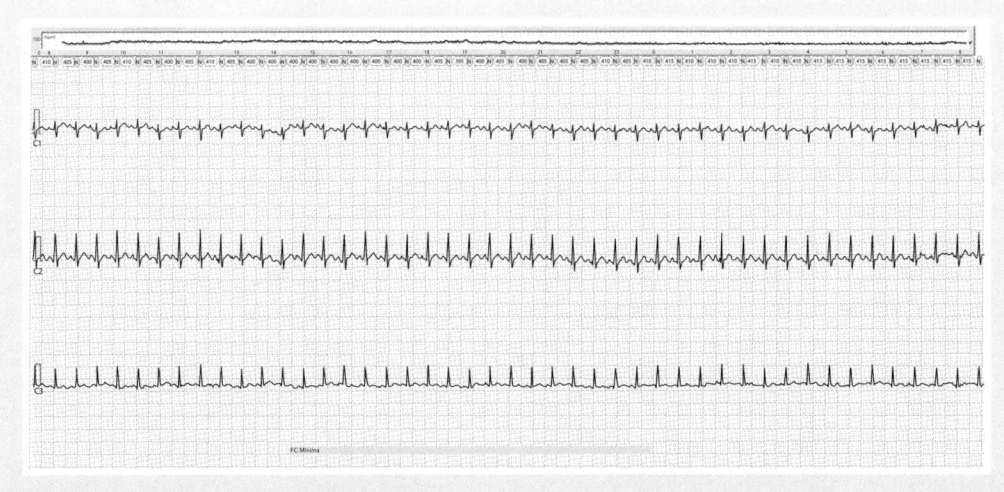

TRAÇADO 2   FC máxima – exercício físico.

FC: frequência cardíaca.

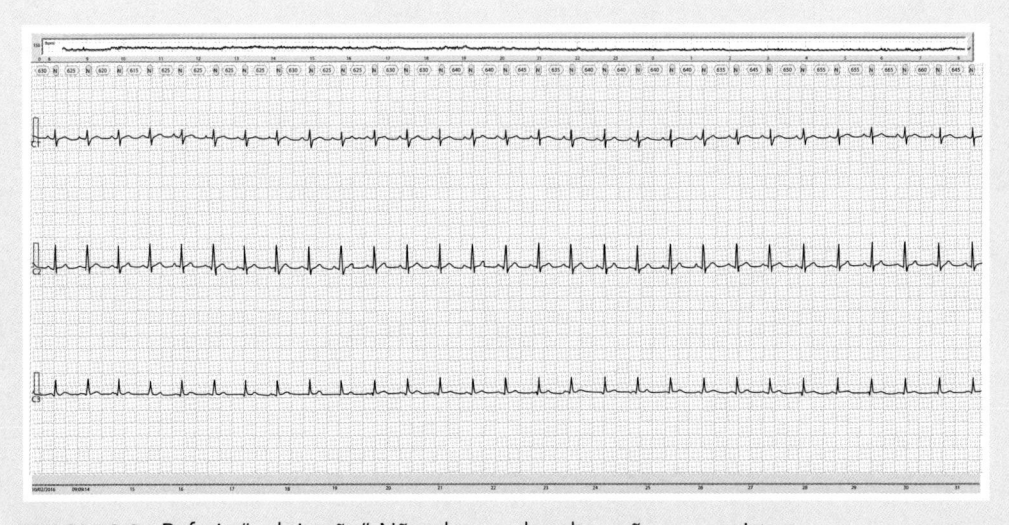

TRAÇADO 3   Referiu "palpitação". Não observadas alterações no registro.

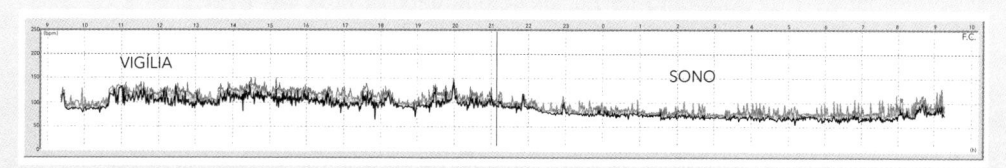

FIGURA 1   Gráfico da variação da FC nas 24 horas. Observar queda fisiológica durante o sono.

FC: frequência cardíaca.

Horário	FC(mín)	FC (méd)	FC (máx)	Nº Qrs	Taq V	V Par	V Iso	V Big	Epis Big	V Tot	Taq SV	SV Par	SV Iso	SV Tot	Pausas	MP
09:19	78	97	128	2.926												
10:00	79	93	135	4.003												
11:00	94	114	141	4.446												
12:00	87	111	140	5.223												
13:00	90	107	140	5.336												
14:00	82	122	150	4.995												
15:00	89	118	150	6.000												
16:00	79	111	132	6.025												
17:00	65	106	138	5.471												
18:00	71	100	131	5.429												
19:00	81	111	150	6.469												
20:00	85	106	137	5.574												
21:00	80	96	121	5.311												
22:00	74	86	112	4.827												
23:00	72	80	104	4.794												
00:00	67	79	105	4.700												
01:00	66	75	91	4.405												
02:00	66	75	101	4.226												
03:00	63	74	99	4.357												
04:00	62	73	101	4.260												
05:00	56	73	98	4.344												
06:00	59	72	107	4.318												
07:00	61	74	116	4.365												
08:00	68	86	115	5.104												
09:00	73	91	130	1.435												
Totais	56	93	150	118.343												

FIGURA 2   Gráfico tabular de FC, hora a hora. Observar valores máximos e mínimos da FC hora a hora. Não há registro de atividade ectópica supraventricular ou ventricular.

FC: frequência cardíaca.

COMENTÁRIOS

Quando se fala em método Holter, entende-se que o paciente está realizando uma monitoração contínua do eletrocardiograma (ECG). Muitos comparam este tipo de avaliação ao cinema, em relação ao ECG convencional, que seria como a fotografia. Nesse exame, pode-se observar o comportamento eletrocardiográfico durante uma jornada de 24 horas. São analisados registros do ECG com o paciente dormindo, acordado, nas atividades diárias e principalmente ao relatar sintomas.

O exame foi realizado para avaliação de palpitações, uma das principais indicações de Holter. Estão exemplificados a frequência cardíaca (FC) máxima em exercício, a FC mínima assistindo à TV e o registro do sintoma "palpitação". Em todos os traçados, está presente o ritmo sinusal sem outras anormalidades. Variações fisiológicas da FC foram observadas nas atividades descritas e ao observar o gráfico e a tabela que acompanham o exame.

CONCLUSÃO

- Exame considerado normal.
- O sintoma "palpitação" não foi associado a alterações no ECG.

EXAME NORMAL: ANÁLISE DE GRÁFICOS E TABELAS

- ▸ M.A.R., 57 anos, sexo feminino. Avaliação de palpitações.

- ▸ Não usa medicamentos. Avaliação clínica e laboratorial sem alterações.

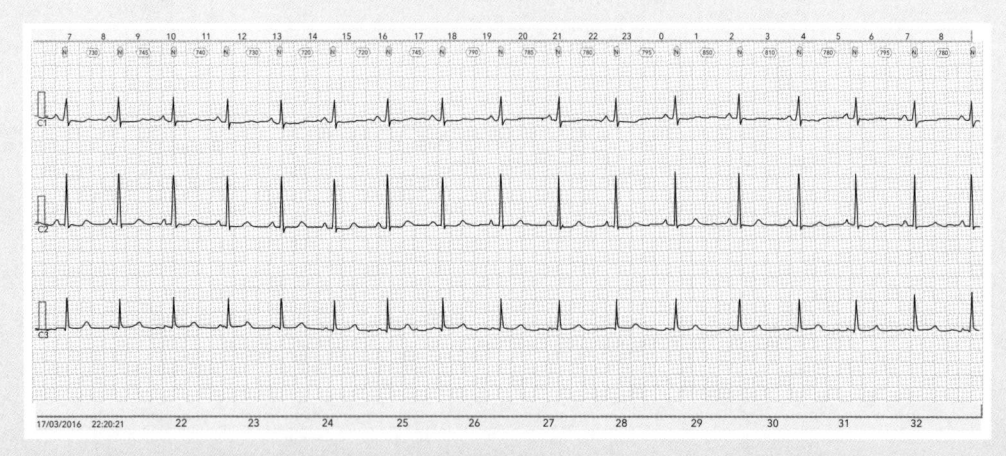

TRAÇADO 1   Assistindo TV. Refere "palpitação".

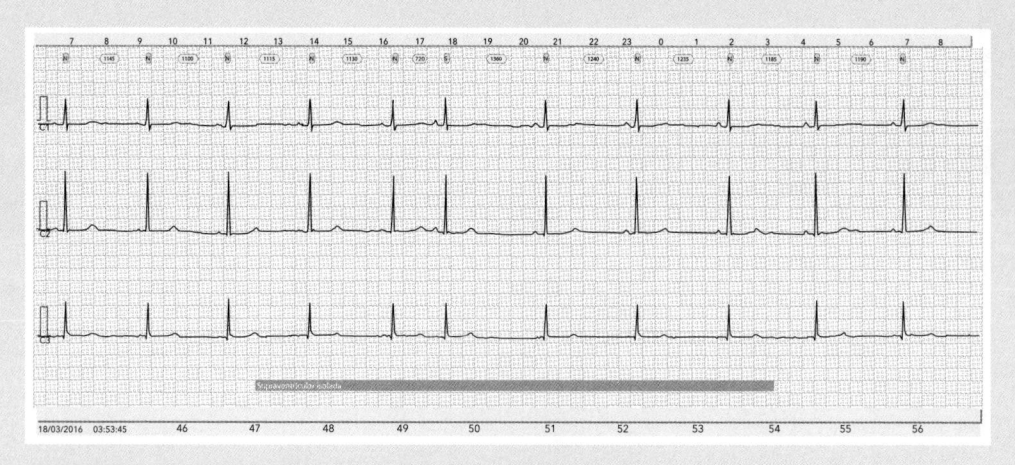

TRAÇADO 2   Durante o sono. Extrassístole supraventricular.

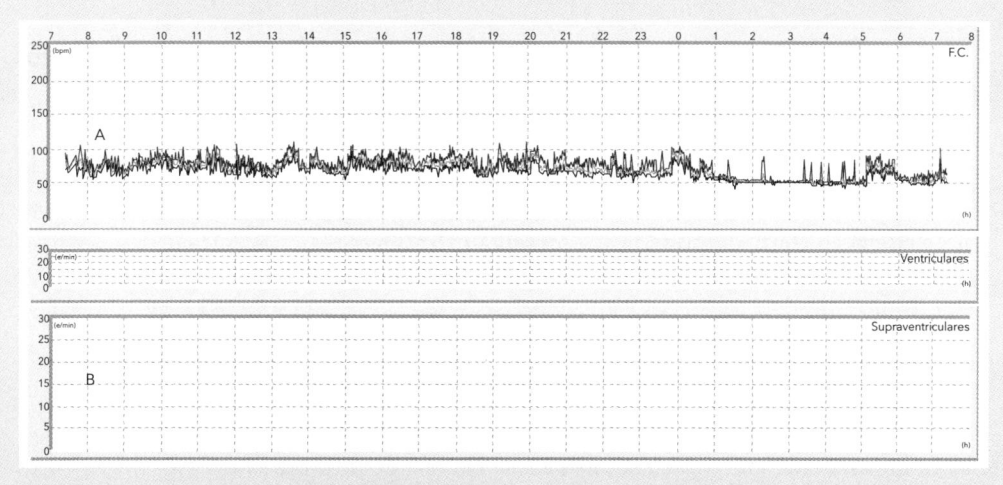

FIGURA 1   (A) Variação da frequência cardíaca nas 24 horas. (B) Incidência de atividade ectópica supraventricular nas 24 horas.

Horário	FC(min)	FC (med)	FC (max)	Nº Qrs	Taq V	V Par	V Iso	V Big	Epis Big	V Tot	Taq SV	SV Par	SV Iso	SV Tot	Pausas
07:20	58	77	105	1.818											
08:00	59	75	98	4.348											
09:00	62	81	102	4.721											
10:00	64	82	103	4.848											
11:00	63	81	107	4.770											
12:00	60	74	106	4.327											
13:00	61	82	110	4.832											
14:00	59	76	104	4.492											
15:00	65	83	107	4.602											
16:00	66	80	102	4.414											
17:00	62	81	106	4.808											
18:00	62	78	103	4.602											
19:00	65	79	110	4.662											
20:00	64	79	106	4.649											
21:00	60	72	90	4.295											
22:00	55	72	98	4.229											
23:00	59	75	104	4.407											
00:00	56	74	105	4.375											
01:00	47	59	85	3.516									1	1	
02:00	50	56	90	3.352									2	2	
03:00	49	55	87	3.294									1	1	
04:00	47	55	86	3.279									1	1	
05:00	49	72	94	4.040											
06:00	50	58	72	3.440									1	1	
07:00	54	67	103	1.301											
Totais	47	73	110	101.421									6	6	

FIGURA 2   Tabela de frequência cardíaca hora/hora. FC máxima de 110 bpm e mínima de 47 bpm. Observadas seis extrassístoles supraventriculares. As ectopias estão distribuídas entre 1h00 e 7h00 (ver tabela).

FC: frequência cardíaca.

COMENTÁRIOS

Nem sempre exames normais são totalmente isentos de arritmias. Comportamentos fisiológicos, utilização de medicamentos, entre outros, devem fazer parte da avaliação.

No caso em questão, a paciente não apresenta alterações clínicas e laboratoriais. O Holter foi solicitado para pesquisa de sintomas, complementando a avaliação global do quadro. No período de gravação, o sintoma "palpitação" foi relatado, mas não acompanhado de alteração eletrocardiográfica. Apresenta extrassístoles supraventriculares isoladas, de pouca intensidade, apenas durante o sono.

Sabemos que o aparecimento de ectopias atriais é observado à medida que se envelhece, nem sempre estão associadas a patologias específicas e podem ocorrer em períodos de diminuição do automatismo sinusal, como durante o sono.

Muitos autores definem como normalidade a presença de até 10 extrassístoles isoladas nas 24 horas, desde que o paciente não esteja em uso de medicamentos específicos e não apresente sintomas relacionados aos episódios documentados.

Ainda que a incidência seja considerada esporádica, devem, contudo, ser descritas nos comentários. Essa informação pode ser útil na comparação com análises no futuro.

CONCLUSÃO

- Exame considerado normal.
- Não houve correlação entre sintomas e arritmias.

ANÁLISE DE GRÁFICOS DA FREQUÊNCIA CARDÍACA NO HOLTER

M.S.S., 66 ANOS, SEXO FEMININO, HIPERTENSA E DIABÉTICA. REFERE PALPITAÇÕES OCASIONAIS.

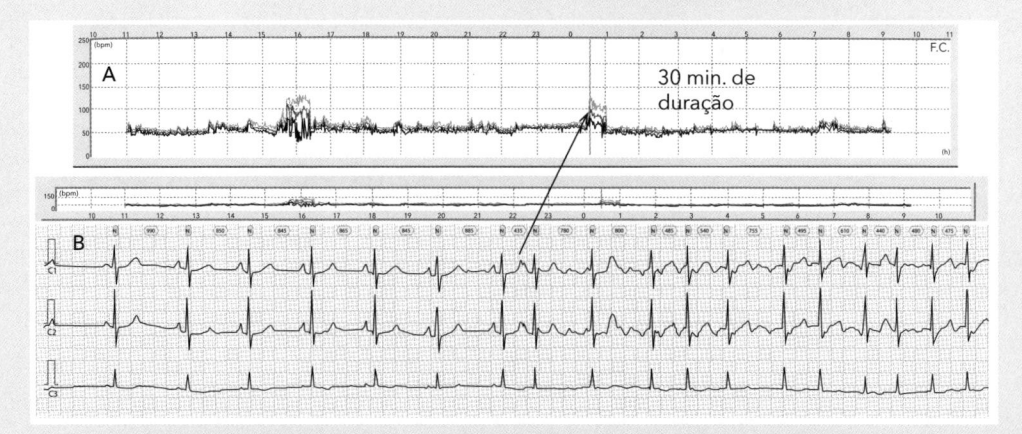

FIGURA 1   (A) Gráfico da frequência cardíaca (FC); (B) traçado do ECG. A seta indica o início da taquicardia e a correspondência no gráfico.

ECG: eletrocardiograma.

J.A.F., 58 ANOS, SEXO MASCULINO, HIPERTENSO E CORONARIOPATA. REFERE TONTURAS E MAL--ESTAR.

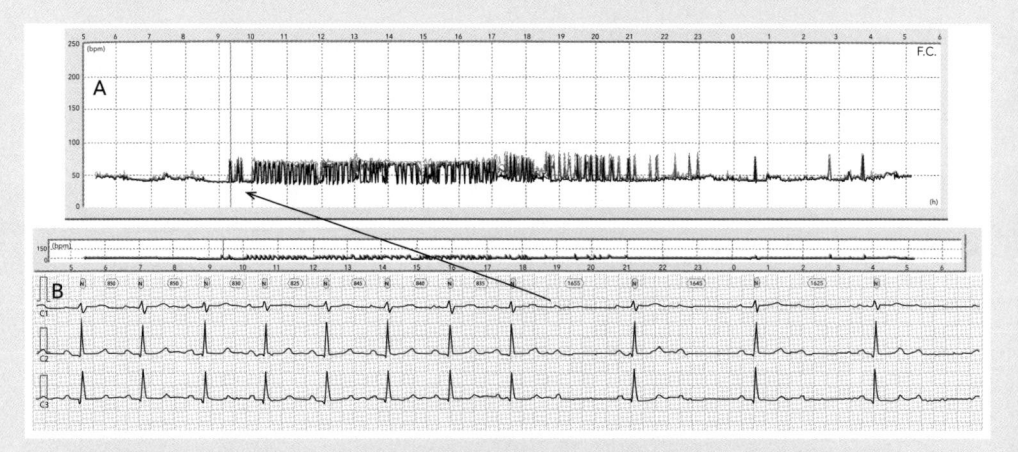

FIGURA 2   (A) Gráfico da FC; (B) traçado do ECG. A seta indica o início do bloqueio AV e a correspondência no gráfico.

AV: atrioventricular; ECG: eletrocardiograma; FC: frequência cardíaca.

E.T.O., 60 ANOS, SEXO FEMININO, HIPERTENSA. PALPITAÇÕES FREQUENTES.

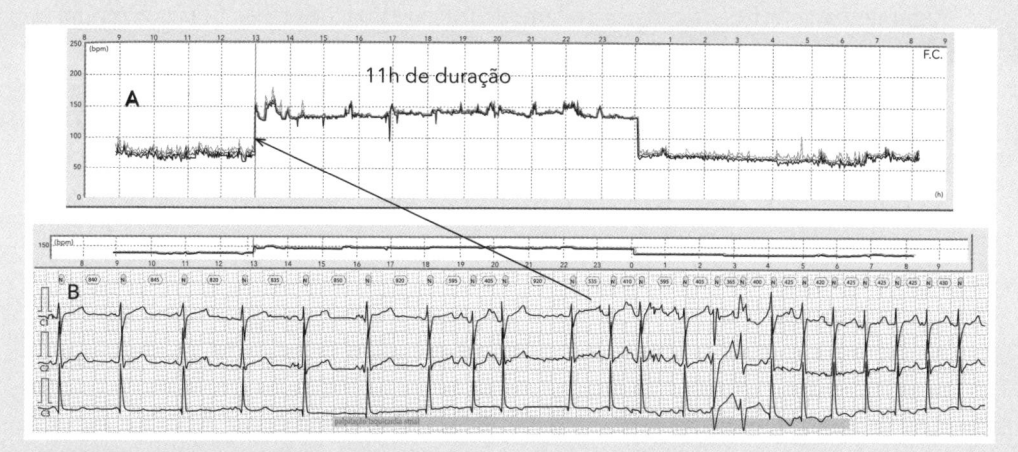

FIGURA 3   (A) Gráfico da FC; (B) traçado do ECG. A seta indica o início da taquicardia e a correspondência no gráfico.

ECG: eletrocardiograma; FC: frequência cardíaca.

B.R.A., 76 ANOS, SEXO MASCULINO, HIPERTENSÃO, CARDIOPATIA ISQUÊMICA. INVESTIGAÇÃO DE SÍNCOPE.

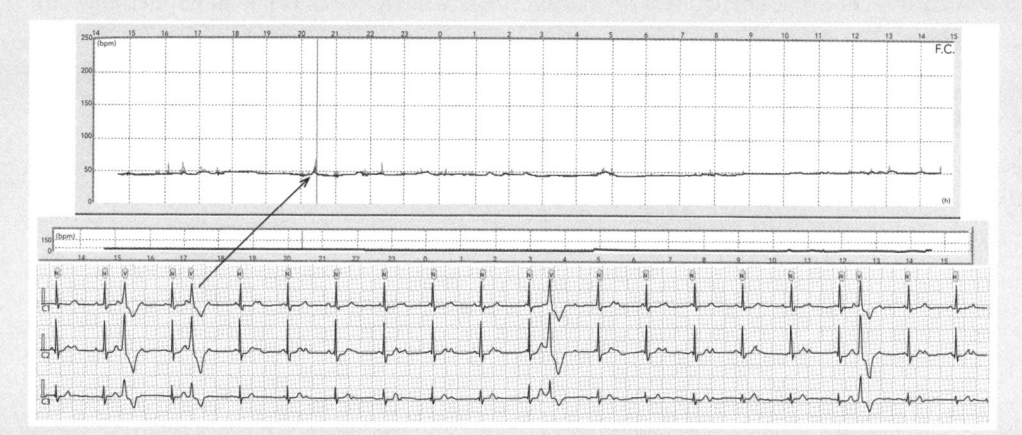

FIGURA 4   (A) Gráfico da FC; (B) traçado do ECG. A seta aponta uma inflexão na linha gráfica da FC causada por ectopias ventriculares.

ECG: eletrocardiograma; FC: frequência cardíaca.

COMENTÁRIOS

Algumas características gráficas podem identificar situações específicas no comportamento das arritmias.

São apresentados quatro exemplos nos quais a análise do gráfico da variação da frequência cardíaca (FC) nas 24 horas e do traçado eletrocardiográfico tornam possível essa avaliação.

Na Figura 1, entre 00h30 e 1h, pode-se observar uma mudança súbita na FC. A linha do ECG no gráfico, praticamente isoelétrica, eleva-se abruptamente e retorna à linha de base (também de forma abrupta) após 30 minutos. Nesse momento, foi registrado um episódio de *flutter* atrial.

Na Figura 2, o gráfico de FC repentinamente se torna "serrilhado" ou com aspecto de "pente invertido", correspondente a picos súbitos da FC de curta duração. O traçado do ECG demonstra aparecimento súbito de bloqueio atrioventricular (AV) de segundo grau do tipo 2:1. Outra possibilidade seriam episódios de taquicardia atrial paroxísticos de curta duração.

O comportamento do gráfico na Figura 3 indica súbita elevação da FC, com manutenção da frequência elevada por longo período. Observa-se o início de uma taquicardia atrial no momento correspondente no ECG.

Finalizando os exemplos, um gráfico retilíneo da FC (Figura 4), interrompido por episódios isolados de elevação da FC. Um gráfico sem variação da FC é geralmente observado no bloqueio AV total e no portador de marca-passo com frequência de estimulação fixa. No caso em questão, trata-se de um bloqueio AV total e as pequenas elevações da FC no gráfico indicam o aparecimento de extrassístoles ventriculares isoladas no eletrocardiograma.

Observe as características gráficas dos exames, a avaliação do ECG pode confirmar suas hipóteses.

ARTEFATOS

> A.S., 78 anos, sexo masculino, em uso de amiodarona com queixas de palpitações.

Totais

Duração (h)	23:24
Nº total de QRS	101.473
Ectópicos ventriculares	13.617 (13%)
Ectópicos supraventriculares	5.592 (6%)
Artefatos (%)	17

Frequência cardíaca

Mín.: 48 bpm às 00:26:51

Média: 79 bpm

Máx.: 158 bpm às 17:24:00

FC ≥ 120 bpm durante 01:02:47h

FC ≤ 50 bpm durante 00:01:49h

Arritmias ventriculares

12.045	isoladas, das quais:
1.115	em 245 episódios de bigeminismo
714	episódios em pares
48	taquicardias

Maior: 3 bat., 145 bpm às 06:53:29

Mais rápida: 3 bat., 145 bpm às 06:53:29

Mais lenta: 3 bat., 45 bpm às 11:45:12

Pausas

0 pausas (≥ 3 s)

Depressão do ST

C1: 0 episódios

C2: 0 episódios

C3: 0 episódios

Arritmias supraventriculares

1.302	isoladas
336	pareadas
480	taquicardias

Maior: 211 bat., 149 bpm às 17:15:33

Mais rápida: 3 bat., 174 bpm às 19:52:40

Mais lenta: 3 bat., 87 bpm às 22:08:05

Elevação do ST

C1: 0 episódios

C2: 0 episódios

C3: 0 episódios

FIGURA 1 Resumo estatístico do exame.

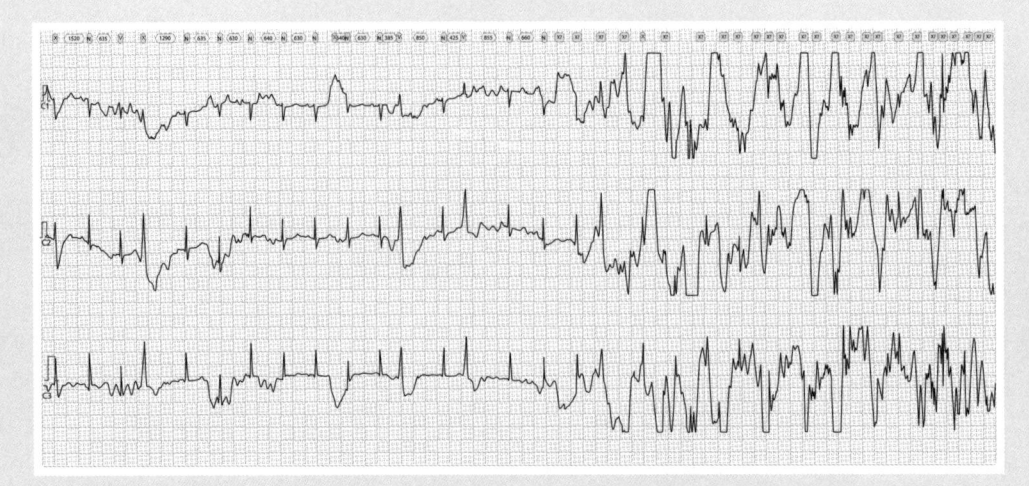

TRAÇADO 1 Observar artefato técnico na segunda metade do traçado.

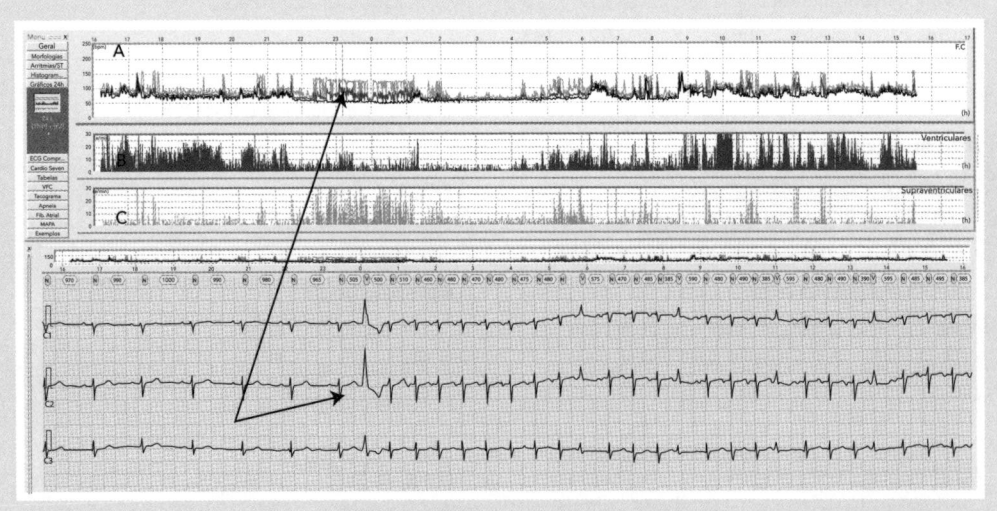

FIGURA 2 Avaliação gráfica do exame. Período de 24 horas. (A) variação da frequência cardíaca (períodos de picos e platôs frequentes sugerindo taquiarritmias); (B) incidência de atividade ectópica ventricular; (C) incidência de atividade ectópica supraventricular. A seta indica o início de uma taquiarritmia e seu momento correspondente no gráfico.

FC: frequência cardíaca.

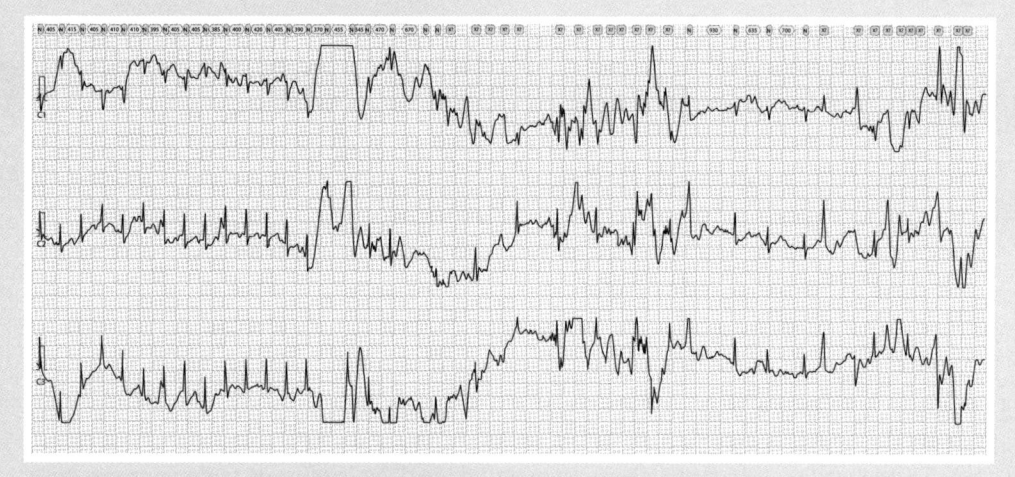

TRAÇADO 2   Final do episódio de taquiarritmia, com artefato técnico.

COMENTÁRIOS

Uma das dúvidas mais frequentes durante a análise da eletrocardiografia dinâmica é em relação ao índice de artefatos técnicos que é indicativo de reanálise.

As recomendações técnicas da literatura indicam que uma variação de 3 a 6% é "suportável", para emitir um laudo com segurança.

O simples fato da presença desse valor não pode, contudo, contraindicar uma real análise dos períodos de gravação satisfatórios. Informações importantes podem estar presentes e não podem ser subvalorizadas.

O caso em questão resume esta situação. Presença de 17% de artefatos técnicos (resumo estatístico). Veja a presença de interferência no Traçado 1.

Vários fatores externos podem colaborar para a incidência de artefatos na idade do paciente (78 anos). A análise mais detalhada do exame indica que importantes informações são verificadas. A Figura 1 alerta a possibilidade de episódios de taquiarritmias, pela variação súbita da frequência cardíaca, com picos e platôs elevados (taquiarritmias paroxísticas e eventos sustentados). Esta hipótese é confirmada pela análise em conjunto com os momentos de transição do eletrocardiograma (ver Figura 2).

O Traçado 2 indica um final de episódio da arritmia com artefato técnico.

Todo este conjunto de informações não pode ser perdido e permite ao médico analista informações importantes para o diagnóstico e o acompanhamento do paciente.

CONCLUSÃO

- Elevado índice de artefato técnico (17%).
- No período de registro satisfatório, observa-se elevada atividade ectópica ventricular e supraventricular, com episódios de taquicardia supraventricular sustentados.
  * O exame pode ser reinstalado a critério do médico solicitante.

ARTEFATOS SIMULANDO ARRITMIA VENTRICULAR

▸ M.A.R., 64 anos, sexo feminino, cardiomiopatia dilatada idiopática, FEVE: 30%, queixa de tonturas.

▸ Faz uso de inibidor da enzima de conversão da angiotensina (IECA), espironolactona, carvedilol, furosemida e digoxina.

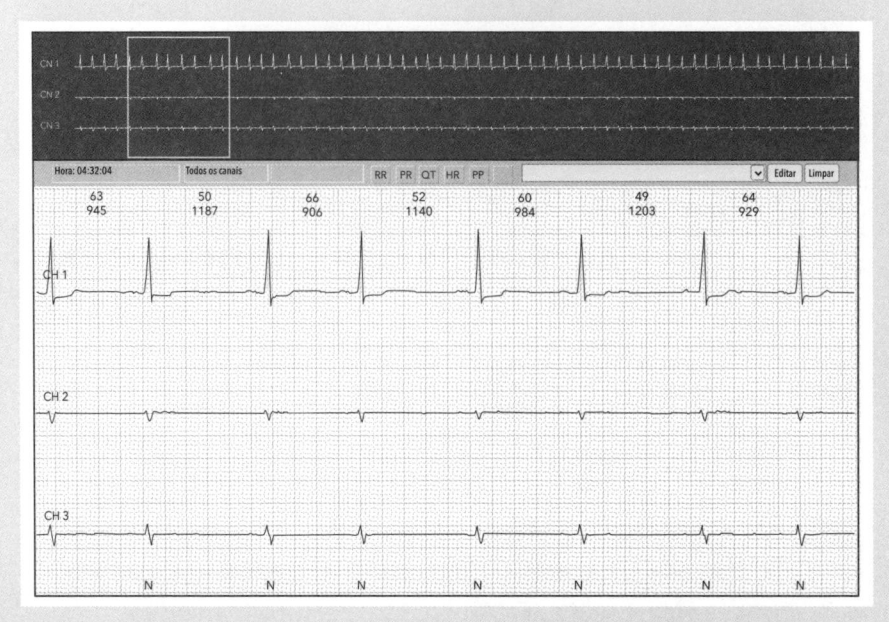

TRAÇADO 1   Registro durante o sono. Ritmo sinusal com FC variando entre 50 e 60 bpm. Observar as alterações da repolarização ventricular no canal 1.

FC: frequência cardíaca.

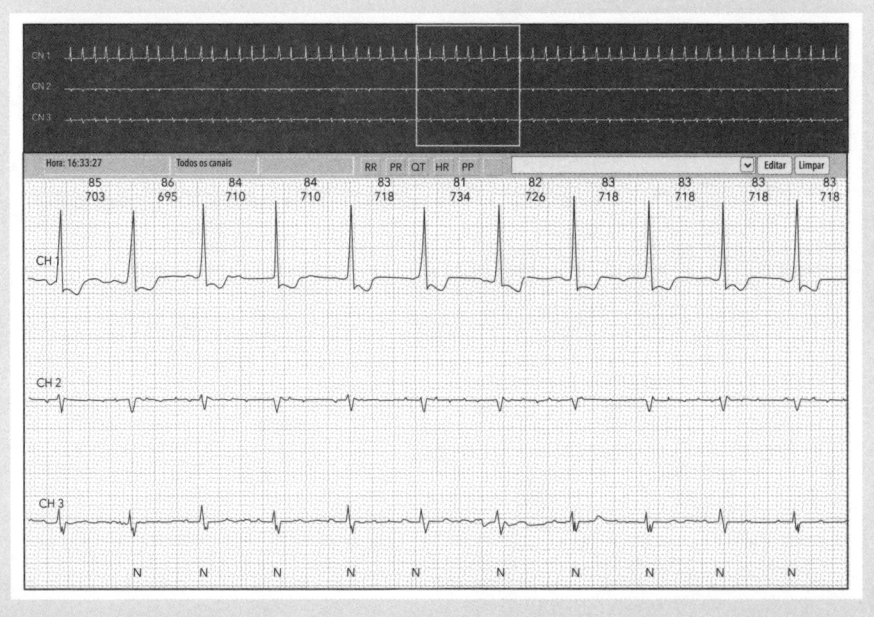

TRAÇADO 2   Na vigília. FC em torno de 80 bpm. Ritmo sinusal com infradesnivelamento significativo do segmento ST no canal 1. É possível notar pequenos artefatos na linha de base no canal 2.

FC: frequência cardíaca.

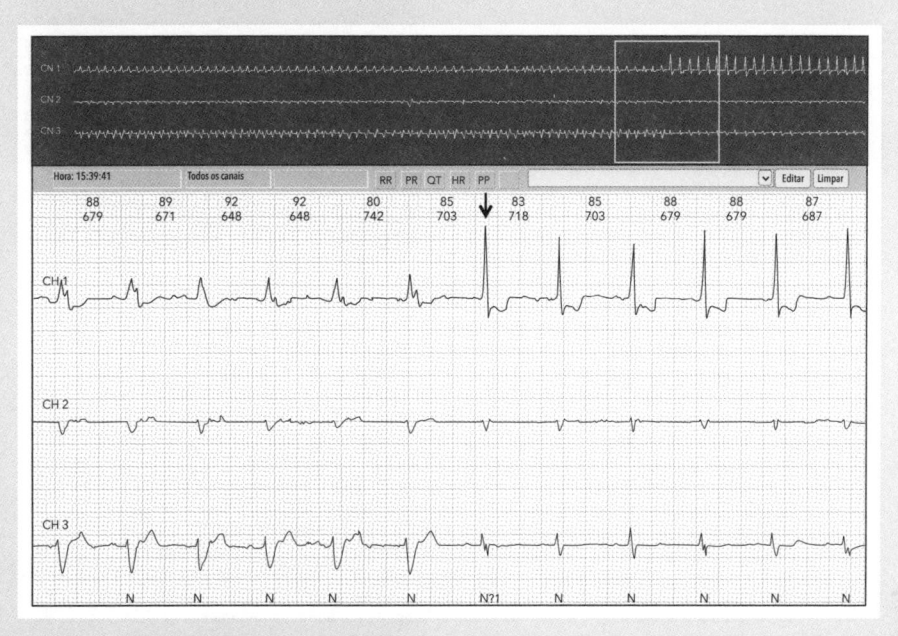

TRAÇADO 3 Início do registro com morfologia de bloqueio do ramo esquerdo (R no canal 1 e rS nos canais 2 e 3). A partir do 7º batimento (seta), ocorre normalização do QRS (bloqueio de ramo intermitente).

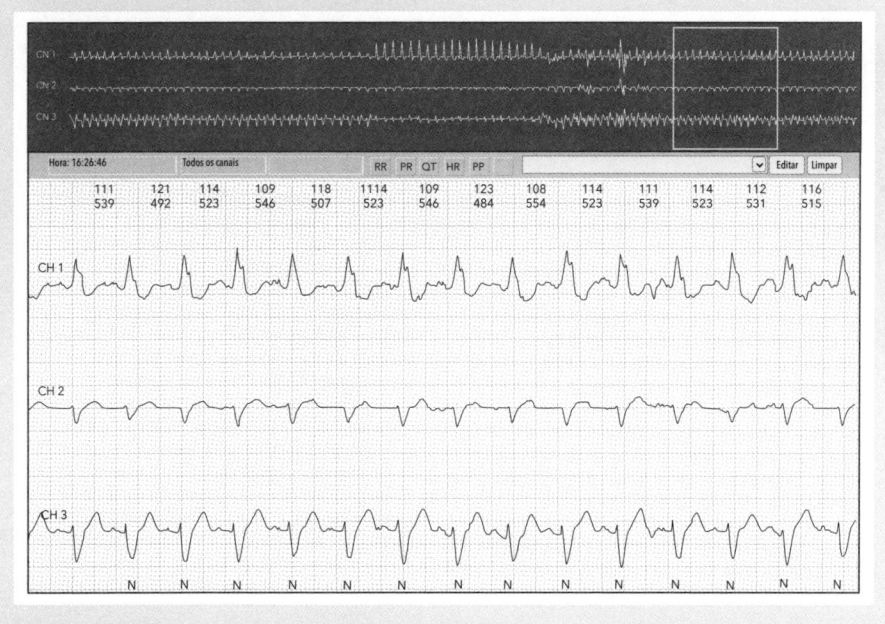

TRAÇADO 4 Ao alcançar FC acima de 100 bpm, o bloqueio do ramo esquerdo ocorre de forma persistente.

FC: frequência cardíaca.

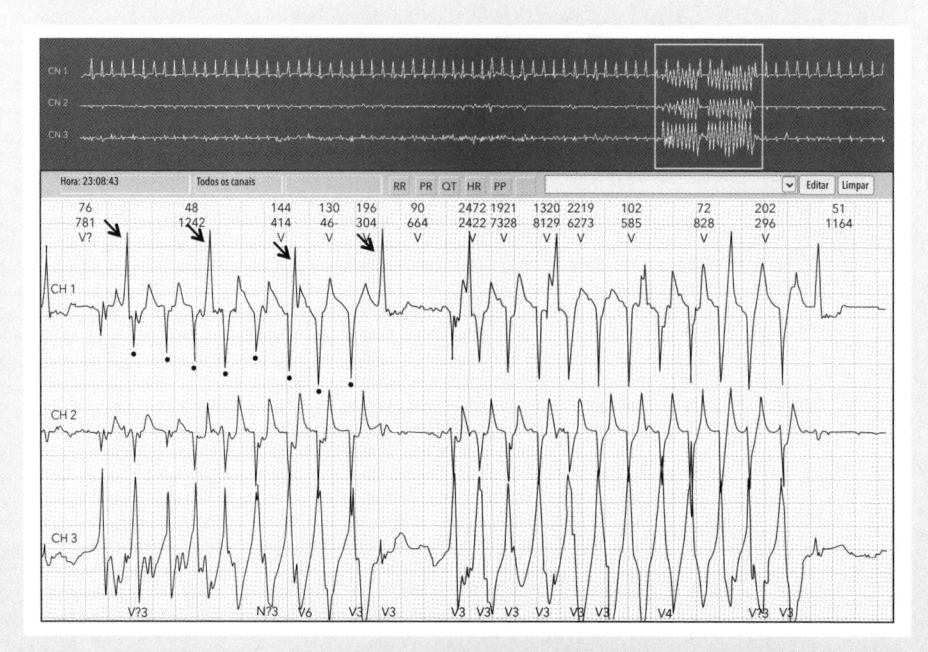

TRAÇADO 5   O registro sugere um episódio de taquicardia ventricular polimórfica não sustentada. Ao analisar o traçado com maior atenção, pode-se observar que se trata apenas de artefatos simulando uma taquicardia ventricular. Observe que, em meio ao ritmo sinusal (mais evidente no canal 1 – vide setas), podem ser notadas deflexões rápidas, com duração inferior a 0,12 segundo e com polaridade contrária ao ritmo sinusal (pontos), que somente podem ser atribuídas aos artefatos.

COMENTÁRIOS

Ao iniciar a análise do Holter, algumas informações podem ajudar na interpretação das alterações encontradas nos traçados. Conhecer a medicação utilizada pelo paciente é importante, visto que o uso de determinados fármacos podem alterar o segmento ST e interferir na condução do sistema His-Purkinje. Outro aspecto de suma importância está relacionado com preparo da pele, posicionamento adequado dos eletrodos no tórax e reconhecimento de possíveis situações que possam interferir na qualidade do exame. A presença de artefatos, além de prejudicar a análise adequada dos registros, pode simular algumas arritmias e comprometer o laudo e a conduta do médico solicitante.

ANÁLISE DOS TRAÇADOS

Os Traçados 1 e 2 chamam a atenção para a presença de infradesnivelamento significativo de ST após elevação da frequência cardíaca (FC). O uso crônico de digitálico inviabiliza a análise de isquemia miocárdica, uma vez que modifica de forma considerável a repolarização ventricular e pode simular eventos isquêmicos.

Nos Traçados 3 e 4, coincidindo com FC mais elevada, observa-se a presença de bloqueio do ramo esquerdo (BRE). Bloqueios de ramo associados à diminuição do ciclo cardíaco (geralmente FC > de 100 bpm) são reconhecidos como taquicardia dependente ou bloqueios de fase 3. O aumento da FC faz com que o estímulo alcance o ramo afetado no período refratário relativo, exatamente na fase 3 do potencial de ação celular, provocando aberrância de condução por um dos ramos.

No Traçado 5, observa-se a presença de artefatos simulando uma taquicardia ventricular polimórfica. A detecção de artefatos em outros momentos do exame, ainda que de menor intensidade, deve alertar o analista para seu reconhecimento durante a avaliação das arritmias. A análise equivocada desses registros pode alterar o laudo de maneira significativa e influenciar na conduta médica.

CONCLUSÕES

- Ritmo sinusal.
- Episódios de infradesnivelamento do segmento ST por provável ação digitálica.
- Episódios de BRE frequência cardíaca dependente (bloqueio de fase 3).
- Episódio de artefatos simulando uma taquicardia ventricular polimórfica.

RITMO ATRIAL ECTÓPICO

- ▶ A.P., 13 anos, sexo masculino.
- ▶ Avaliação de cansaço aos esforços.

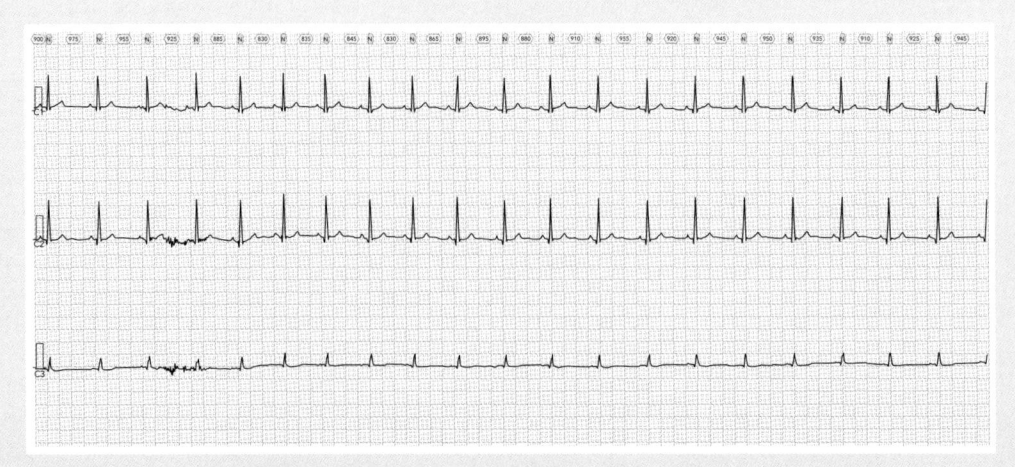

TRAÇADO 1 Ritmo sinusal, eletrocardiograma dentro dos limites da normalidade.

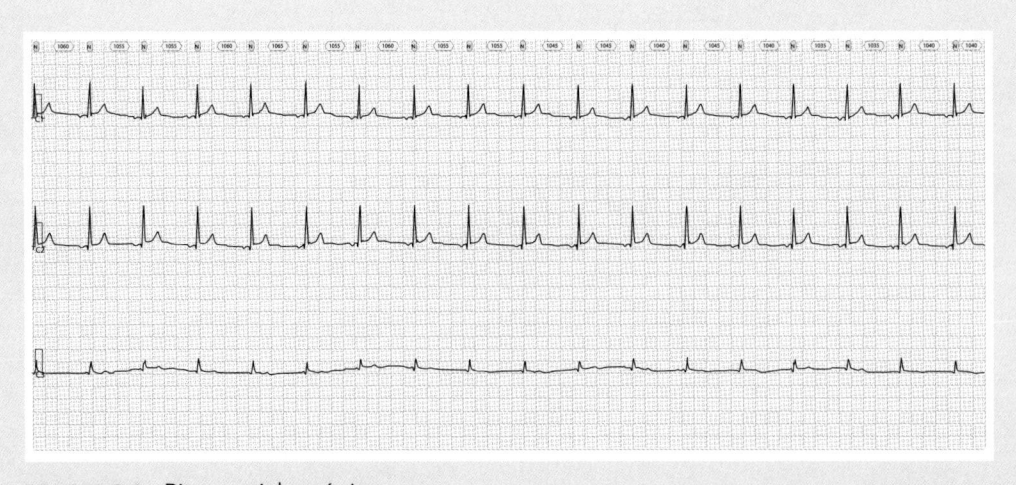

TRAÇADO 2 Ritmo atrial ectópico.

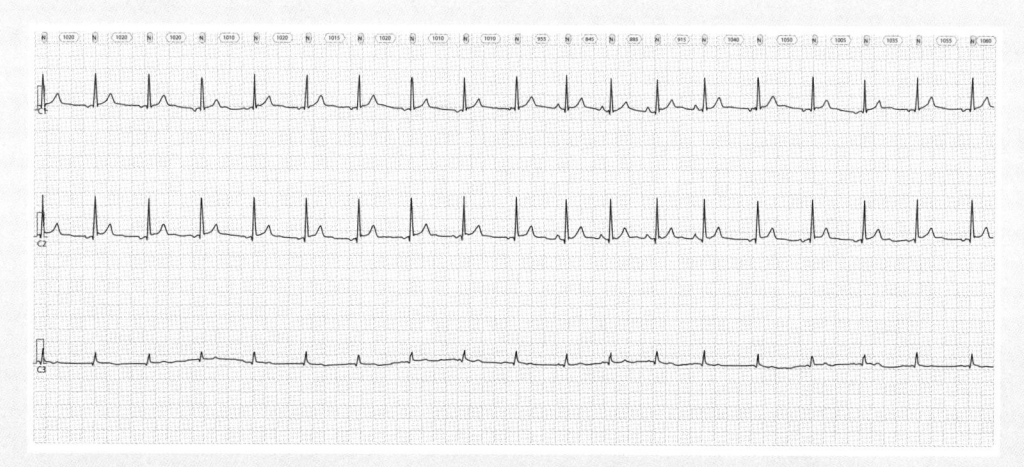

TRAÇADO 3   Período de transição entre ondas P negativas para P positivas.

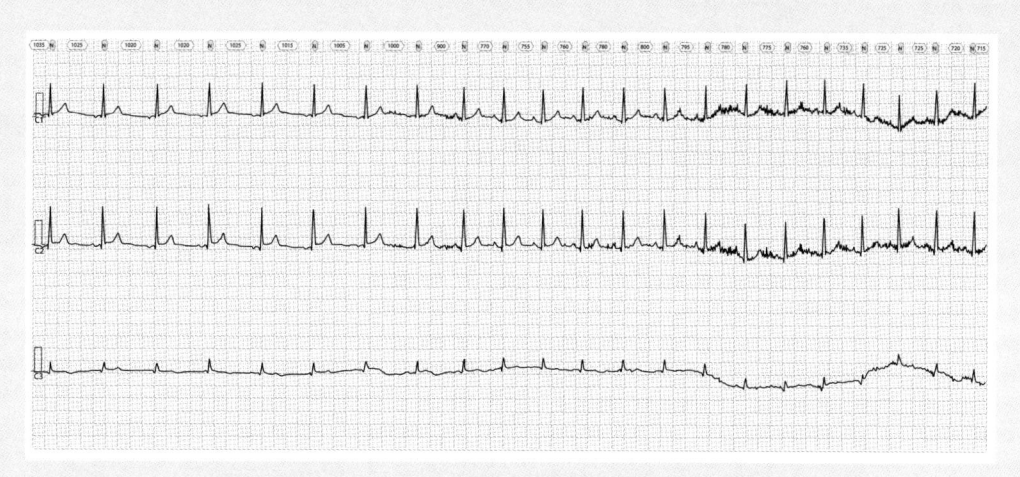

TRAÇADO 4   Novo episódio de transição entre P negativas e positivas.

COMENTÁRIOS

A avaliação do ritmo fundamental (de base) requer atenção especial nos exames de Holter. É comum a observação de diferentes morfologias de ondas P durante as 24 horas, ou mesmo o seu desaparecimento.

Alguns aspectos técnicos merecem ser lembrados, sendo a variação postural a mais importante. Normalmente, em conjunto com o diário de atividades, devemos reconhecer o comportamento das ondas P gravadas com o paciente em pé, deitado, sentado, em exercício, dentre outras atividades.

Guardada esta mensagem, a investigação dos ritmos de substituição deve ser mais bem avaliada. Devemos lembrar que podem ser passivos ou ativos e, portanto, são detectados por interferência direta nos ciclos regulares das ondas P. Os escapes são os mais frequentemente encontrados. Assim, na suspeita de mudança morfológica da onda P, devemos procurar e registrar estas transições.

O exame em questão trata de um adolescente. No Traçado 1, observamos ritmo sinusal, e no Traçado 2, há inversão da P nos canais 1 e 2. São exemplificados dois momentos de transição da onda P (Traçados 3 e 4), sem mudanças significativas no ciclo cardíaco (não parece ser escape, nem evento paroxístico mais acelerado).

Em jovens, o chamado marca-passo atrial migratório ou ritmo atrial ectópico é comum e considerado fisiológico.

Os eventos detectados nos exames de Holter devem ser descritos, independentemente do fato de serem ou não normais.

CONCLUSÃO

- Períodos de ritmo atrial ectópico.
- Exame considerado normal para a idade.

ECTOPIAS ATRIAIS BLOQUEADAS

- ▸ F.A.R., 45 anos, sexo masculino, hipertenso.
- ▸ Relato de palpitações ocasionais.

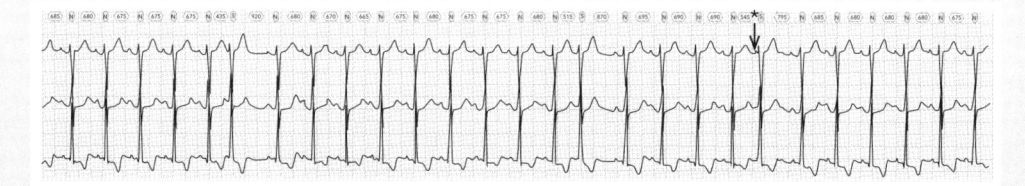

TRAÇADO 1   Ectopias atriais isoladas com intervalos de acoplamento que variam entre 435 e 535 ms. Quanto maior o intervalo de acoplamento melhor a visualização da ectopia atrial deformando o início do QRS (*).

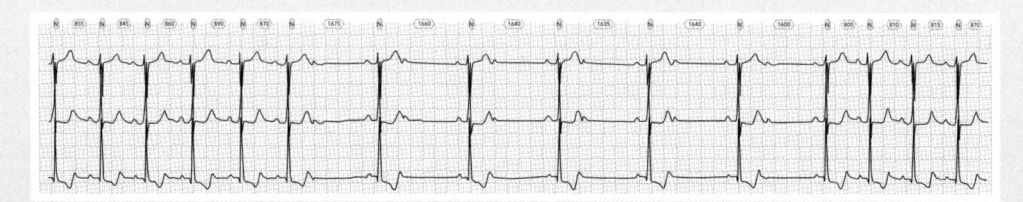

TRAÇADO 2   Sequência com um bloqueio AV 2:1 intermitente durante o sono. A morfologia da onda P bloqueada é diferente da onda P sinusal e o ciclo PP que inicia o bloqueio AV (em torno de 700 ms) é inferior ao ciclo PP precedente (em torno de 900 ms). Esses detalhes reforçam a hipótese de extrassístoles atriais bloqueadas.

AV: atrioventricular.

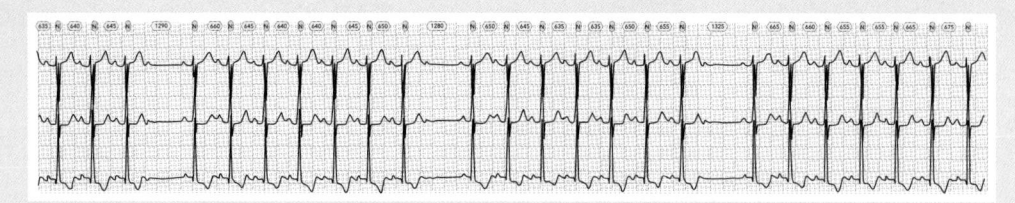

TRAÇADO 3   As extrassístoles atriais bloqueadas ocorrem na vigília, com FC mais elevada. Notar que a morfologia das ectopias é a mesma registrada no Traçado 2, porém, com FC maior, a diferenciação com bloqueio AV de segundo grau torna-se mais difícil. Assim, a avaliação do evento durante o sono colaborou com o diagnóstico em outros momentos do exame.

AV: atrioventricular; FC: frequência cardíaca.

COMENTÁRIOS

As extrassístoles atriais podem se manifestar de forma isolada, aos pares, em ciclos de bigeminismo, trigeminismo etc. Podem ainda ser conduzidas com ou sem aberrância de condução por um dos ramos ou não conduzidas pelo nó atrioventricular (AV), também caracterizada como bloqueadas. A possibilidade de uma ectopia atrial não ser conduzida pelo nó AV depende da precocidade da extrassístole em relação ao QRS (intervalo de acoplamento) e do período refratário do nó AV. Extrassístoles muito precoces em relação ao QRS e um período refratário prolongado no nó AV aumentam as chances de ocorrência desse fenômeno. É importante lembrar que o período refratário do nó AV sofre influência do sistema nervoso autônomo e pode ser alterado pelo uso de alguns medicamentos, informações que podem ser úteis durante a análise do Holter. O principal diagnóstico diferencial de extrassístoles atriais bloqueadas é o bloqueio AV de segundo grau. Em ciclos com frequências cardíacas mais elevadas essa diferenciação pode se tornar mais difícil. Daí a importância de se analisar o mesmo evento em momentos distintos do exame.

CONCLUSÕES

- Ritmo sinusal.
- Extrassistolia atrial isolada, conduzidas e não conduzidas (bloqueadas).

ECTOPIAS ATRIAIS E PAUSAS

> ▸ M.R.O.S., 55 anos, sexo feminino, hipertensa.
>
> ▸ Palpitações ocasionais.

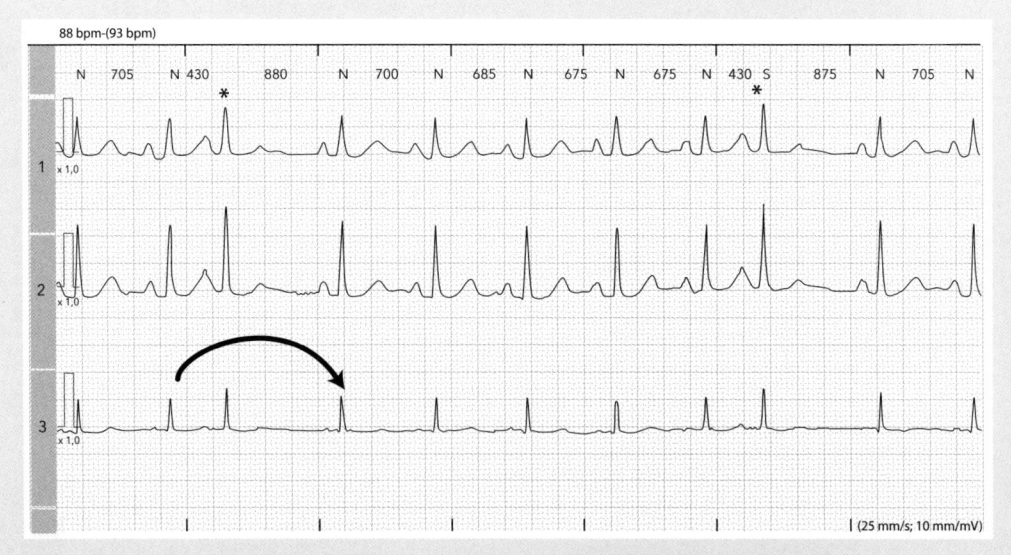

TRAÇADO 1   Ritmo sinusal. Ectopia supraventricular isolada (*). Intervalo RR entre as ectopias em torno de 1.310 ms (seta).

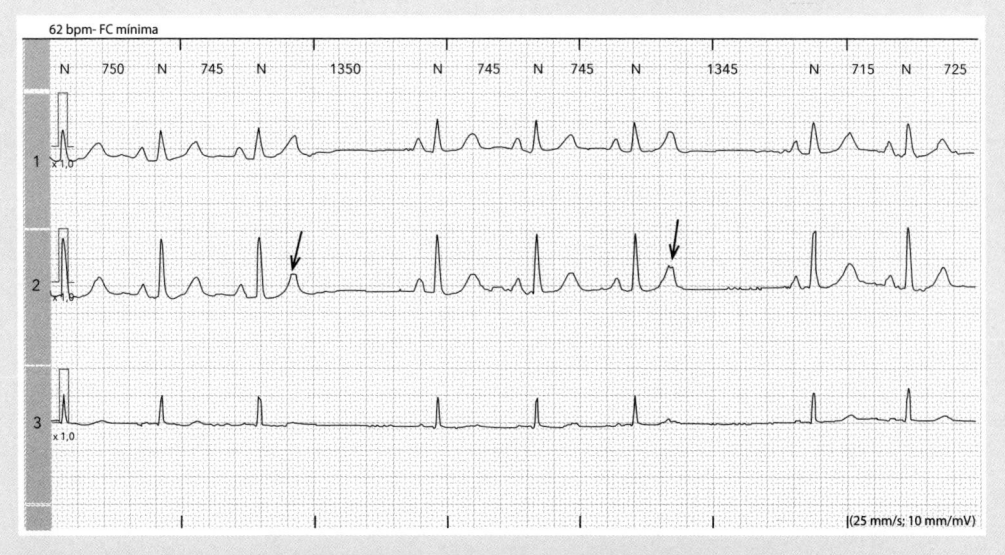

TRAÇADO 2   Ritmo sinusal. Pausas em torno de 1.340 ms. Observar pequeno entalhe no pico da onda T no canal 2 (setas).

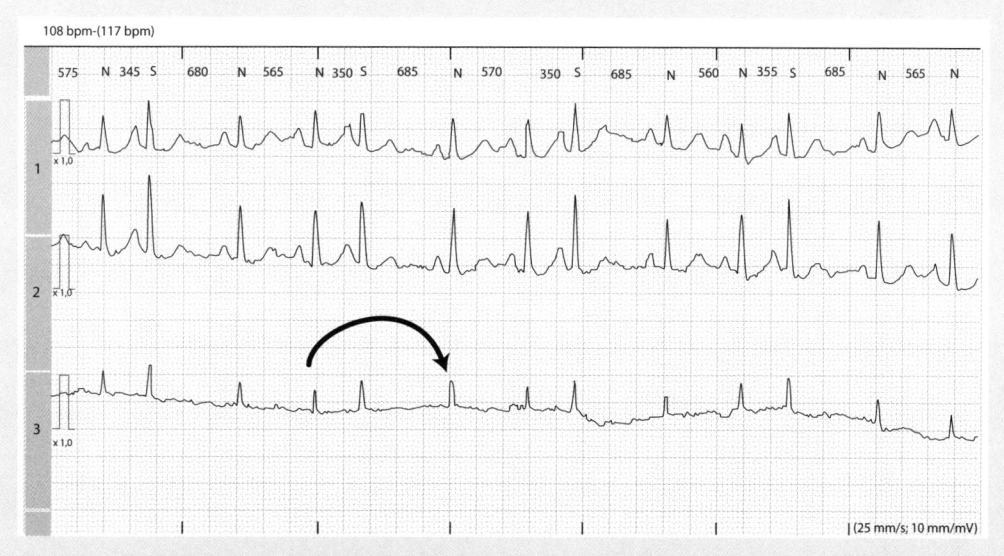

TRAÇADO 3   Ritmo sinusal. Ciclo de trigeminismo supraventricular (*). Intervalo RR entre as ectopias em torno de 1.035 ms (seta).

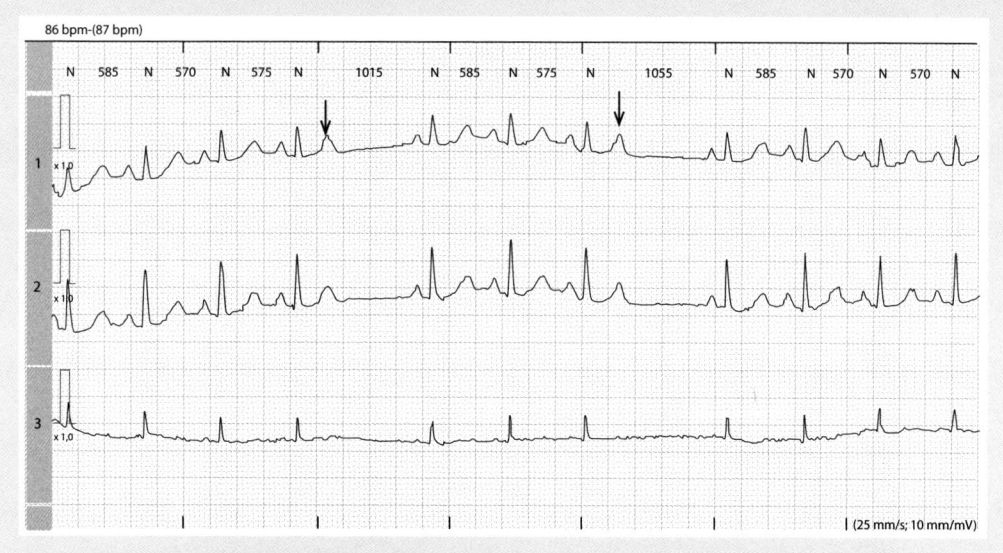

TRAÇADO 4   Ritmo sinusal. Pausas sinusais variando entre 1015 e 1055 ms. Observar novamente pequenos entalhes no pico da onda T (setas).

COMENTÁRIOS

As extrassístoles supraventriculares (ESSV), assim como as ventriculares, costumam produzir pausas ditas compensatórias. Estas podem ser completas e incompletas. Diz-se que uma pausa é completa quando o intervalo provocado é igual ou maior ao dobro do intervalo RR precedente, do contrário, serão incompletas. As ESSV geralmente provocam pausas compensatórias incompletas.

A presença de pausas sem uma causa aparente deve chamar a atenção do analisador para ectopias supraventriculares bloqueadas ou não conduzidas. A depender da precocidade das ectopias em relação ao QRS (intervalo de acoplamento) e do período refratário do nó atrioventricular, estas podem ou não ser bloqueadas. A avaliação minuciosa da onda T, bem como da duração do intervalo das pausas, pode denunciar a presença dessas ectopias.

É comum observar pequenos entalhes na onda T provocados por ESSV bloqueadas, o que torna a avaliação dos segmentos ST fundamental para a elucidação do diagnóstico. A comparação entre as pausas e o intervalo RR das ectopias (Traçado 3) pode ajudar a desmascarar ESSV bloqueadas. Neste caso, pode-se observar que, para frequências cardíacas próximas, a duração das pausas se aproxima da duração do intervalo RR entre as ectopias, indicando que esse achado pode ser causado pelo mesmo fenômeno.

CONCLUSÕES

- Ritmo sinusal.
- Extrassistolia atrial isolada.
- Pausas secundárias à extrassistolia atrial bloqueada.

ECTOPIAS JUNCIONAIS

- ▸ S.R.S., 28 anos, sexo feminino.
- ▸ Palpitações ocasionais.

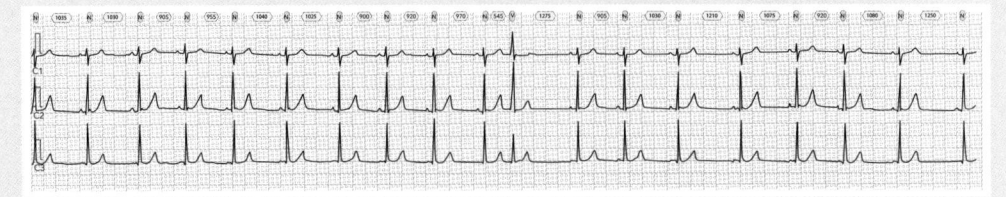

TRAÇADO 1 Um batimento precoce difícil de definir como ventricular ou supraventricular.

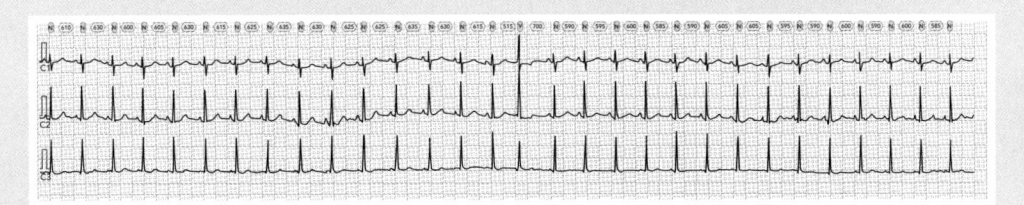

TRAÇADO 2 O mesmo batimento. Observar um leve empastamento na porção inicial do QRS.

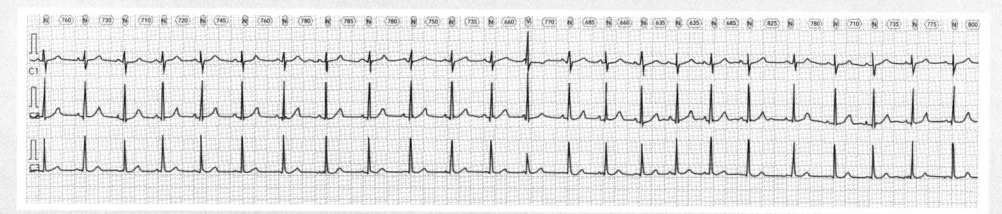

TRAÇADO 3 O mesmo batimento. A onda P aparece no início do QRS.

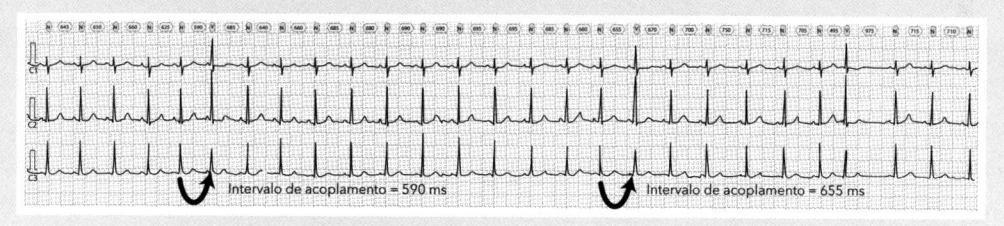

TRAÇADO 4 O mesmo batimento com intervalos de acoplamento diferentes. A onda P entra e sai do QRS dependendo da precocidade do batimento.

COMENTÁRIOS

A diferenciação entre origem supraventricular e ventricular pode ser um grande desafio no Holter. Além da morfologia do complexo QRS, a relação entre ectopias ventriculares e a onda P, bem como a avaliação do intervalo de acoplamento (intervalo entre o batimento ectópico e o complexo QRS precedente), podem ajudar a esclarecer o diagnóstico.

Neste caso, a duração do complexo QRS (< 120 ms) sugere origem supraventricular. Por outro lado, a morfologia intermediária do batimento ectópico e o empastamento inicial do QRS em alguns batimentos (Traçados 2 e 3) sugerem origem ventricular. Ao avaliarmos com cuidado podemos notar que o aumento do intervalo de acoplamento dos batimentos ectópicos (Traçado 4) desmascara a onda P no início do complexo QRS e o encurtamento do intervalo de acoplamento faz com que a onda P se esconda dentro do QRS (Traçado 1). A migração da onda P de dentro para fora do QRS associada a mudanças no intervalo de acoplamento sugerem fortemente que os batimentos ectópicos tenham origem na junção atrioventricular. As extrassístoles juncionais são mais raras que as extrassístoles atriais e ventriculares. A ativação do átrio ocorre de forma passiva (de baixo para cima), ou pode haver uma fusão entre as duas frentes de onda, fazendo com que a onda P ocorra no interior, antes ou depois do QRS, gerando muitas vezes empastamentos nas porções iniciais e finais deste complexo.

CONCLUSÕES

- Ritmo sinusal
- Extrassistolia juncional.

SUPRAVENTRICULARES COM ABERRÂNCIA DE CONDUÇÃO

▸ M.A.P., 81 anos, sexo feminino, hipertensa, palpitações ocasionais.

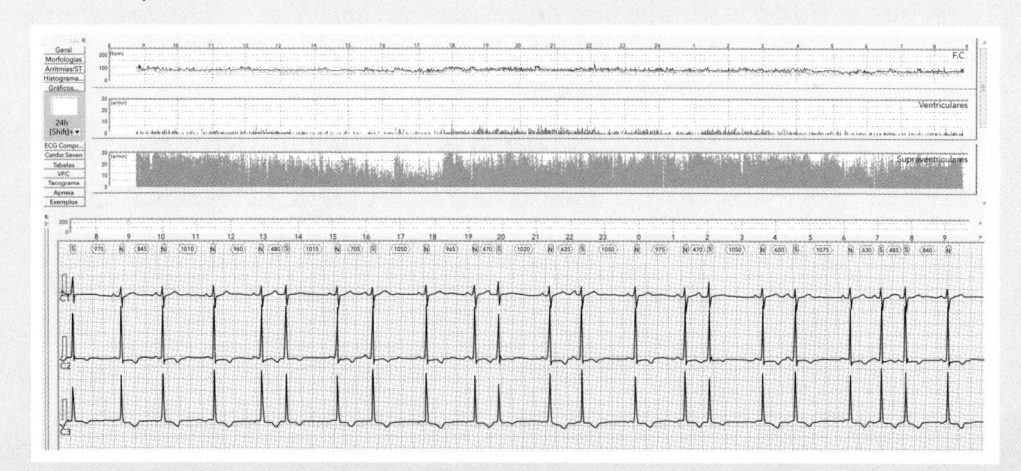

TRAÇADO 1   Extrassístoles supraventriculares isoladas e um par. Observar o gráfico com alta incidência de supraventriculares nas 24 horas.

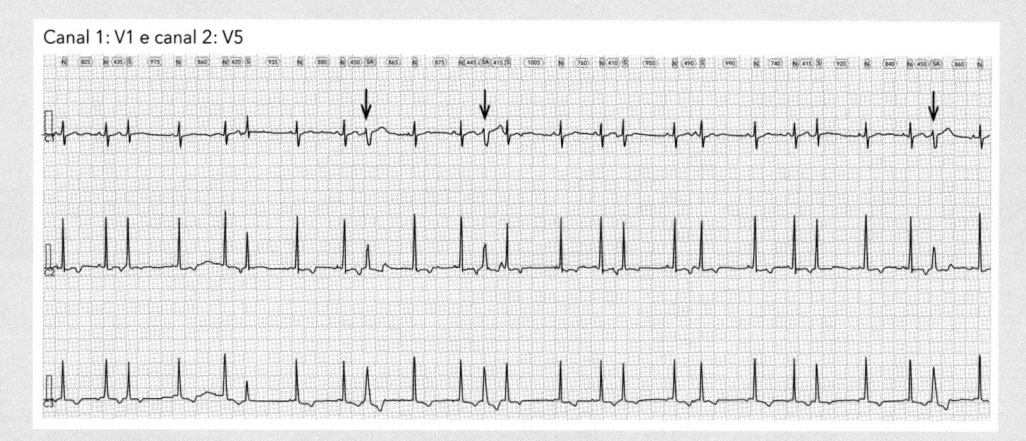

TRAÇADO 2   As setas indicam extrassístoles supraventriculares com aberrância de condução pelo ramo esquerdo. A presença de um par em que o primeiro batimento é alargado e o segundo estreito reforçam a hipótese de aberrância.

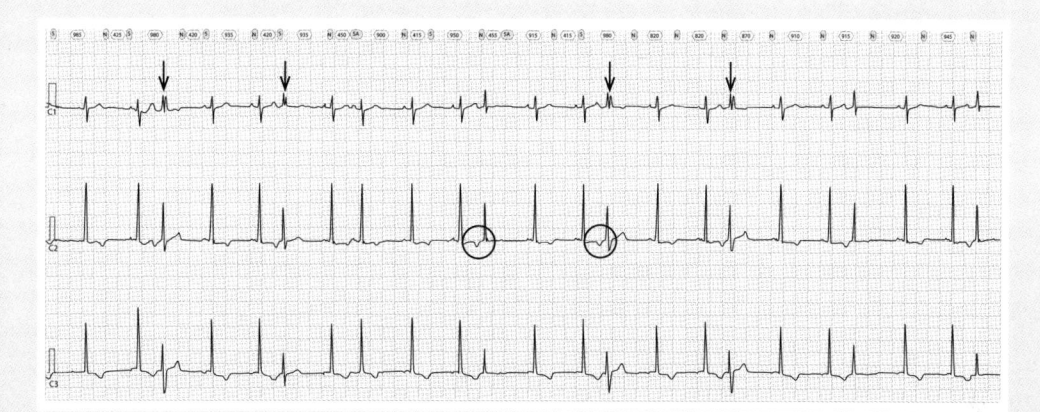

TRAÇADO 3 Os batimentos apontados pelas setas indicam extrassístoles supraventriculares com aberrância de condução pelo ramo direito. Os círculos indicam deformidades do segmento ST causadas por ectopias atriais. A orientação vetorial inicial é mantida nos batimentos com aberrância.

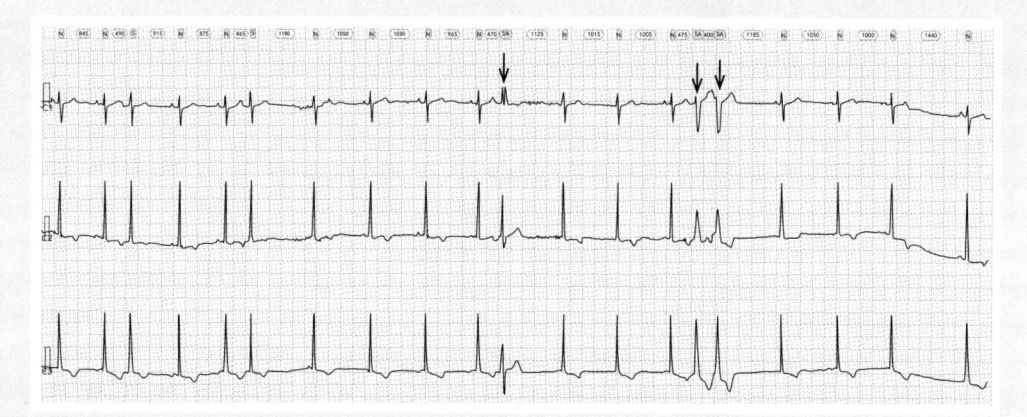

TRAÇADO 4 No mesmo traçado, nota-se extrassístoles supraventriculares com aberrância de condução pelos ramos direito e esquerdo.

COMENTÁRIOS

A diferenciação entre extrassístoles supraventriculares com aberrância de condução e ectopias ventriculares nem sempre é uma tarefa fácil no Holter. A observação de apenas três derivações (canais) dificulta essa avaliação. O conhecimento da derivação correspondente ao canal avaliado é um dos fatores que pode ajudar a distinguir a origem do batimento, já que morfologias concordantes com atrasos de condução pelos ramos aumentam as possibilidades de aberrância. O ramo direito, por apresentar período refratário maior em relação ao esquerdo, está mais propenso ao desenvolvimento de aberrâncias de condução. Outros detalhes devem chamar a atenção para aberrância de condução:

- A presença da onda P antes do QRS alargado ou deformidades na onda T que precedem esses batimentos podem denunciar uma extrassístole atrial, o que torna a comparação de segmentos ST fundamental para diferenciação entre supraventricular e ventricular.
- A semelhança das ectopias supraventriculares com batimentos alargados em momentos distintos do exame aumentam as possibilidades de aberrância.
- Sequência de batimentos que iniciam alargados e depois estreitam.
- Concordância na orientação vetorial nos primeiros 40 ms iniciais do complexo avaliado em relação ao batimento normal.

CONCLUSÕES

- Extrassistolia supraventricular de alta incidência.
- Extrassistolia supraventricular com aberrância de condução pelos ramos direito e esquerdo.

INCIDÊNCIA DE ECTOPIAS
VENTRICULARES NO HOLTER

▶ D.H.C.C., 50 anos, sexo feminino.

▶ Palpitações frequentes. Em uso de atenolol.

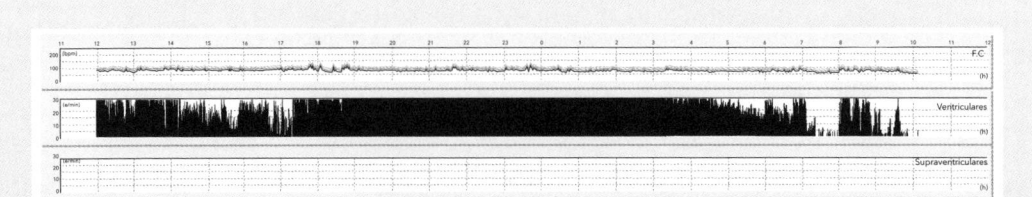

FIGURA 1 Gráfico de 24h. Alta incidência de ectopias ventriculares ao longo de todo o registro.

Resumo estatístico		
Totais		**Frequência cardíaca**
Duração (h)	22:09	Mín.: 50 bpm às 07:46:50
Nº total de QRS	121.262	Média: 85 bpm
Ectópicos ventriculares	42.659 (35%)	Máx.: 130 bpm às 03:25:49
Ectópicos supraventriculares	0 (0%)	
Artefatos (%)	< 1	FC ≥ 131 bpm não evidenciada
		FC ≤ 49 bpm não evidenciada
Arritmias ventriculares		
8.983 isoladas, das quais:		**Pausas**
400 em 95 episódios de bigeminismo		0 pausas (≥ 2 s)
14.779 episódios em pares		
1.372 taquicardias		**Depressão do ST**
Maior: 5 bat., 138 bpm às 07:34:34		C1: 0 episódios
Mais rápida: 3 bat., 214 bpm às 02:00:53		C2: 0 episódios
Mais lenta: 3 bat., 110 bpm às 20:44:27		C3: 0 episódios
Arritmias supraventriculares		**Elevação do ST**
0 isoladas		C1: 0 episódios
0 pareadas		C2: 0 episódios
0 taquicardias		C3: 0 episódios

FIGURA 2 Resumo estatístico. Registro de 42.659 ectopias ventriculares, totalizando 35% dos batimentos analisados nas 24h (seta).

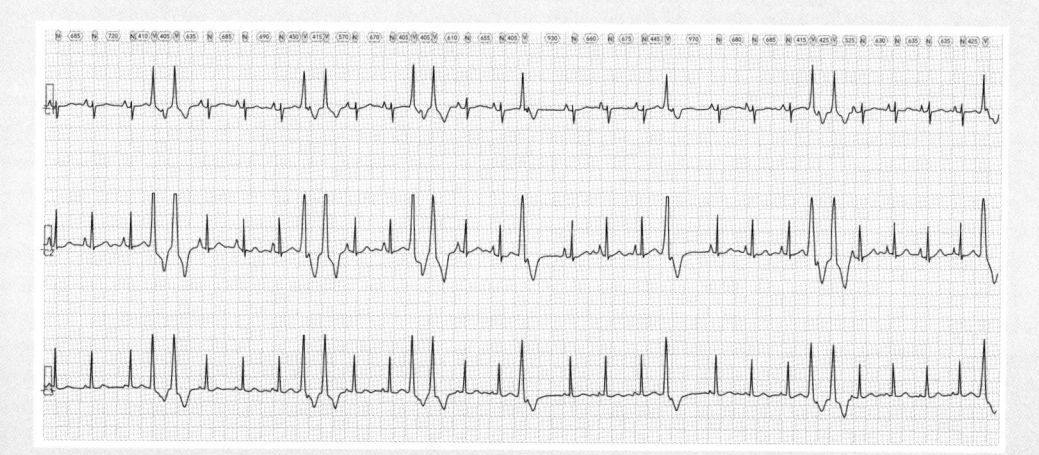

TRAÇADO 1   EV monomórficas, isoladas e pareadas.

EV: extrassístoles ventriculares.

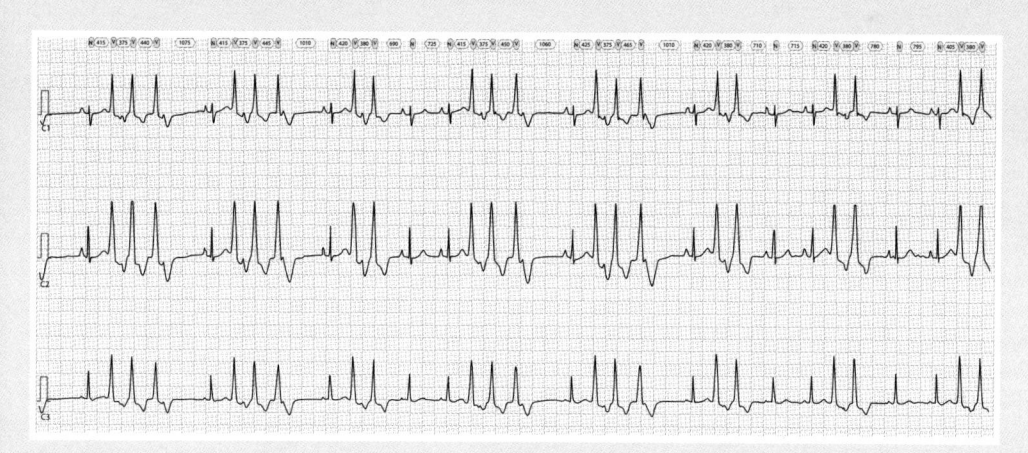

TRAÇADO 2   EV (mesma morfologia) aos pares e em salvas de taquicardia ventricular não sustentada com 3 batimentos.

EV: extrassístoles ventriculares.

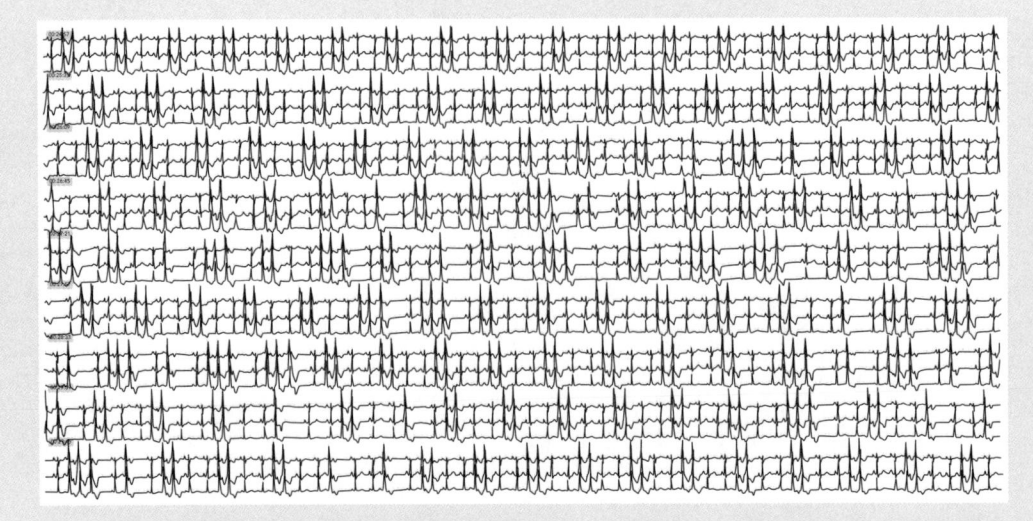

TRAÇADO 3 Registro de ECG comprimido com alta incidência de EV.

ECG: eletrocardiograma; EV: extrassístoles ventriculares.

COMENTÁRIOS

As extrassístoles ventriculares (EV) são arritmias comumente encontradas em pessoas aparentemente saudáveis com incidência em torno de 1% nos registros de eletrocardiograma (ECG) e 40 a 75% das gravações de 24-48h de Holter.[1] As características das EV foram estudadas por Kostis et al. em gravações de Holter de pacientes sem cardiopatia estrutural.[2] Nesta análise, cerca de 40% dos indivíduos tinham mais de 1 ectopia nas 24h de gravação, somente 5% tinham mais de 5 ectopias em qualquer hora e apenas 4% tinham mais de 100 ectopias nas 24h.

A despeito das EV serem consideradas benignas na ausência de cardiopatia estrutural, seu efeito ao longo do tempo na sobrevida dessa população é ainda incerta. No estudo ARIC (*The prospective Atherosclerosis Risk In Communities Study*), a presença de EV foi associada com risco elevado para acidente vascular cerebral, especialmente em subgrupos sem fatores de risco.[3] No mesmo estudo, Massing et al. demonstraram que a presença de EV aumenta o risco de eventos cardiovasculares independentemente da presença de doença coronariana.[4]

A relação entre incidência de EV e desenvolvimento de cardiomiopatia já foi demonstrada em estudos que comprovaram melhora da função ventricular após diminuição significativa ou eliminação das ectopias por meio do uso de medicamentos e ablação por cateter. Entretanto, qual a incidência considerada crítica para o desenvolvimento de cardiomiopatia nesta população? Em uma série de 174 pacientes consecutivos encaminhados para ablação por cateter por ectopias ventriculares frequentes documentadas no Holter de 24h, Baman et al. demonstraram que aproximadamente um terço tinha FEVE reduzida (< 50% no estudo). O subgrupo com baixa fração de ejeção foi associado com alta prevalência de EV no Holter (33% ± 13% $\times$ 13% ± 12%; p < 0,0001).[5] Foi demonstrado que uma quantidade de EV acima de 24% no Holter de 24h foi independentemente associada à cardiomiopatia com sensibilidade e especificidade de 80%. Em outro estudo, Takemoto et al. analisaram o resultado da ablação por cateter em 3 subgrupos de EV (< 10%, entre 10 e 20% e acima de 20%). Comparado com os outros, o subgrupo com mais de 20% de EV se beneficiou mais da ablação, com melhora significativa da função e diâmetros ventriculares.[6]

Neste caso, podemos averiguar uma alta incidência de EV monomórficas com diferentes apresentações, perfazendo 35% dos batimentos analisados ao longo das 24h. A análise apenas do Holter não permite definir com exatidão a presença de disfunção ventricular; por outro lado, em um cenário de EV monomórficas em pacientes sem evidências de outras cardiopatias, a quantidade de ectopias registradas ao longo do exame pode apontar para um maior risco de perda da função ventricular ao longo tempo, além de auxiliar na seleção dos pacientes que melhor podem se beneficiar de intervenções terapêuticas.

CONCLUSÃO

▪   Extrassistolia ventricular monomórfica de alta incidência (35% de ectopias nas 24h).

REFERÊNCIAS

1. Hiss RG, Lamb LE. Electrocardiographic findings in 122043 individuals. Circulation. 1962;25:947-61.
2. Kostis JB, McCrone K, Moreyra AE, Gotzoyannis S, Aglitz NM, Natarajan N, et al. Premature ventricular complexes in the abscence of identifiable heart disease. Circulation. 1981;63(6):1351-6.
3. Agarwal SK, Heiss G, Rautaharju PM, et al. Premature ventricular complexes and the risk of incident stroke: The Atherosclerosis Risk In Communities (ARIC) Study. Stroke. 2010;41:588-93.
4. Massing MW, Simpson RJ Jr, Rautaharju PM,Schreiner PJ, Crow R, Heiss G. Usefulness of ventricular premature complexes to predict coronary heart disease events and mortality (from the Atherosclerosis Risk In Communities Cohort). Am J Cardiol. 2006;98(12):1609-12.
5. Baman TS, Lange DC, Ilg KJ, Gupta SK, Liu TY, Alguire C, et al. Relationship between burden of premature ventricular complexes and left ventricular function. Heart Rhythm. 2010;7(7):865-9.
6. Takemoto M, Yoshimura H, Ohba Y, Matsumoto Y, Yamamoto U, Mohri M, et al. Radiofrequency catheter ablation of premature ventricular complexes from right ventricular outflow tract improves left ventricular dilation and clinical status in patients without structural heart disease. J Am Coll Cardiol. 2005;45(8):1259-65.

ECTOPIAS VENTRICULARES
INTERPOLADAS

▶ A.M., 58 anos, sexo masculino.

▶ Hipertensão arterial. Avaliação de pontadas no peito.

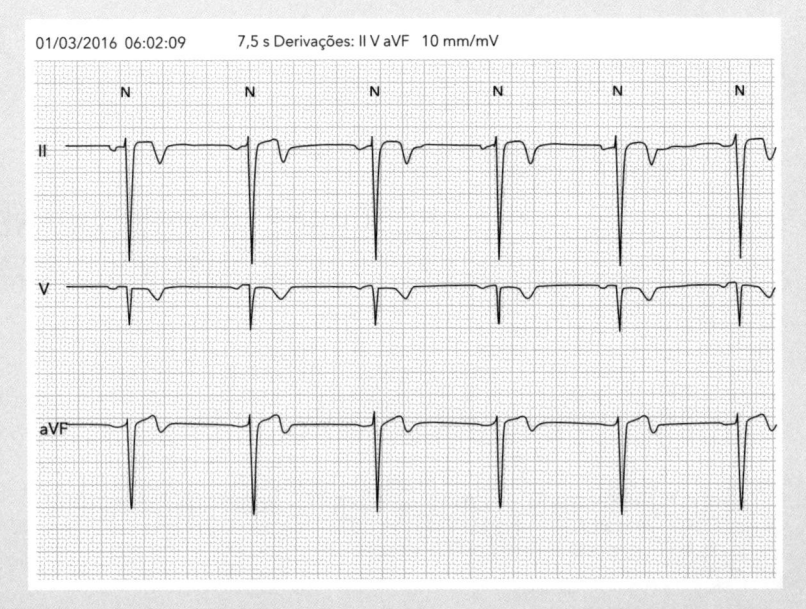

TRAÇADO 1   Ritmo sinusal normal.

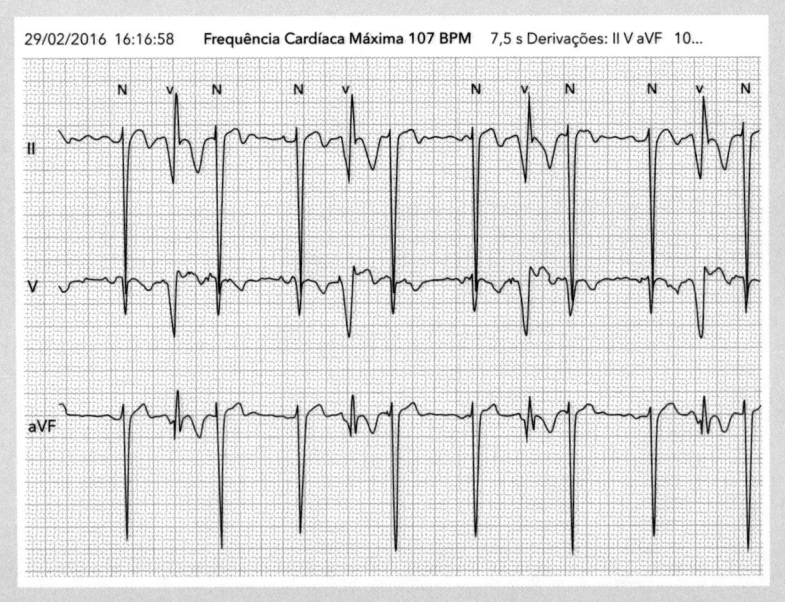

TRAÇADO 2   EV trigeminadas e interpoladas. Referiu pontadas no peito.

EV: extrassístoles ventriculares.

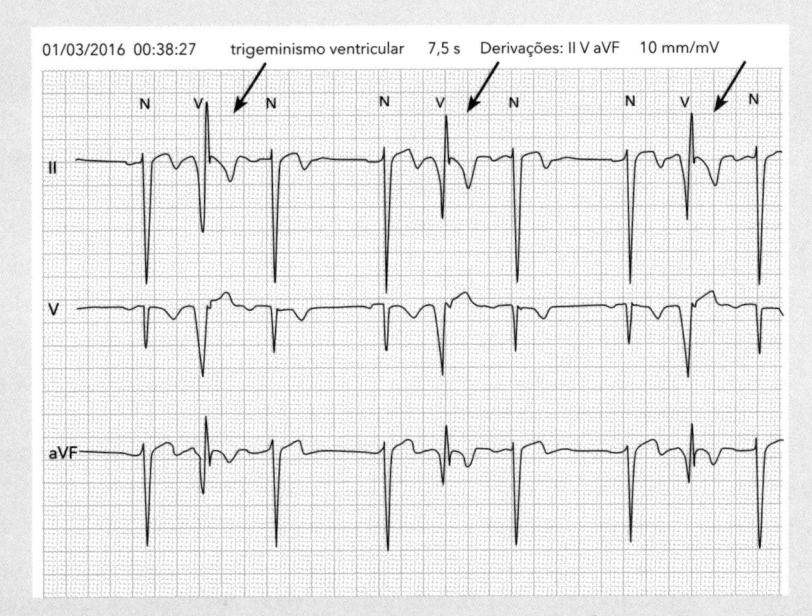

TRAÇADO 3 EV trigeminadas e interpoladas (setas). Não referiu sintomas. Observe um aumento do PR após a EV (de 130 para 200 ms).

EV: extrassístoles ventriculares.

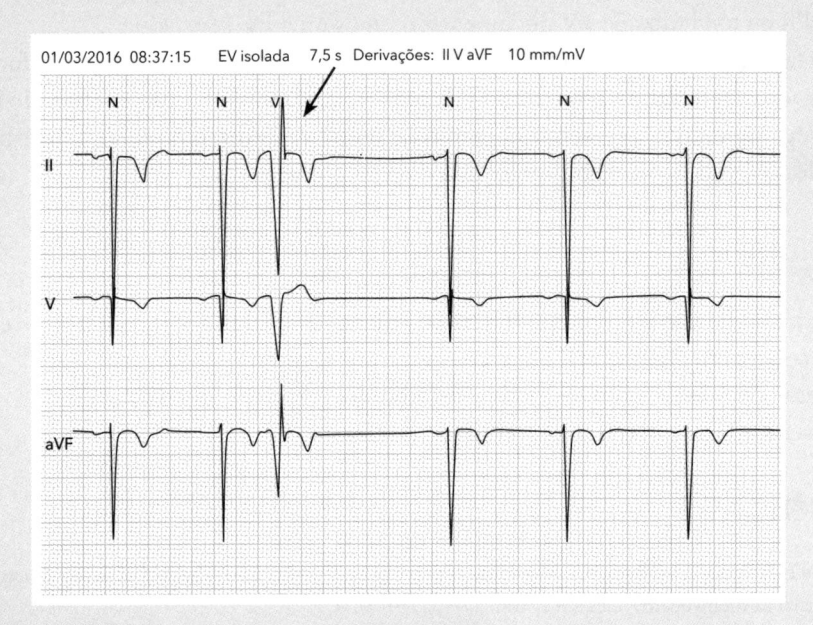

TRAÇADO 4 EV isoladas, com pausa compensatória.

EV: extrassístoles ventriculares.

COMENTÁRIOS

Podem ser encontradas várias classificações das extrassístoles ventriculares (EV) na literatura médica. A mais utilizada avalia apenas aspectos morfológicos (mono × polimórficas). Algumas características são peculiares e merecem ser ressaltadas, tendo em vista a relativa frequência com que aparecem nos exames de Holter.

Neste caso pode-se observar uma ectopia ventricular monomórfica com diferentes formas de apresentação. No Traçado 4, pode-se notar uma EV isolada com pausa compensatória, a forma mais observada durante a análise dos exames. Já nos Traçados 2 e 3, durante ciclos de trigeminismo ventricular com a mesma morfologia, é possível averiguar que não existe uma pausa entre as ectopias e os batimentos seguintes. Por aparecerem no meio de dois batimentos são chamadas de interpoladas.

Olgun et al. estudaram a associação entre interpolação e cardiomiopatia em uma análise retrospectiva envolvendo 51 pacientes com EV frequentes.[1] Eles encontraram que pacientes com cardiomiopatia (FEVE < 50%) tiveram alta prevalência de EV interpoladas comparados com aqueles com FEVE normal (67% x 20%; P < 0,01). Esses dados apontam para uma possível associação entre EV interpoladas e desenvolvimento de cardiomiopatia. O exato mecanismo pelo qual isso ocorre ainda precisa ser esclarecido.

É importante lembrar que, eventualmente, as EV podem interferir na próxima condução para os ventrículos ao diminuir o tempo de recuperação da refratariedade após uma ativação retrógrada do nó atrioventricular (AV), fenômeno eletrocardiográfico conhecido como condução oculta. Isso pode ser evidenciado por meio de um prolongamento do intervalo PR ou um bloqueio AV documentados após uma EV (Traçado 3).

Um laudo criterioso deve incluir o registro e a caracterização das diferentes formas de apresentação das ectopias, uma delas pode ser a razão da indicação do exame pelo médico solicitante. Além disso, possibilita ao avaliador maior entendimento sobre a distribuição e a complexidade da arritmia ao longo do tempo de gravação.

CONCLUSÃO

- Extrassistolia ventricular monomórfica isolada, em ciclos de trigeminismo ventricular, com e sem interpolação.
- Apesar de referir "pontadas no peito" durante o registro das EV, o sintoma não foi específico.

REFERÊNCIAS:

1.   Olgun H, Yokokawa M, Baman T, Kim HM, Armstrong W, Good E, et al. The role of interpolation in PVC-
-induced cardiomyopathy. Heart Rhythm. 2011;8(7):1046-9.

BATIMENTO RECÍPROCO

- ▸ I.R., 90 anos, sexo masculino, hipertenso.

- ▸ Assintomático, avaliação de arritmia detectada em eletrocardiograma de rotina.

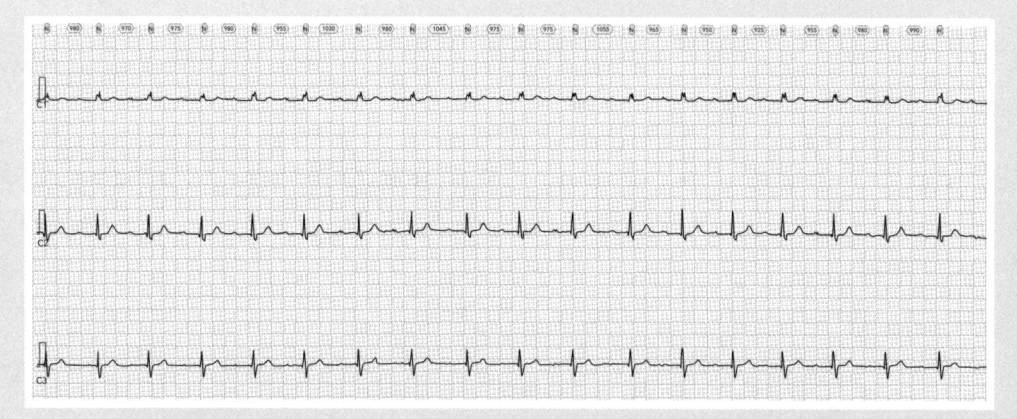

TRAÇADO 1 Ritmo sinusal. Bloqueio AV de 1º grau, morfologia de BRD (R no canal 1 e RS no canal 3), duração do QRS = 140 ms.

AV: atrioventricular; BRD: bloqueio do ramo direito.

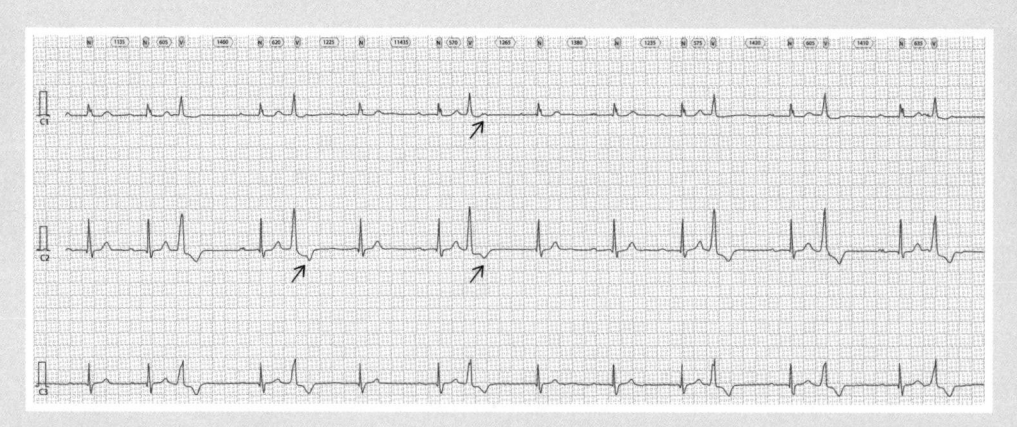

TRAÇADO 2 EV monomórficas com condução retrógrada (setas).

EV: extrassístoles ventriculares.

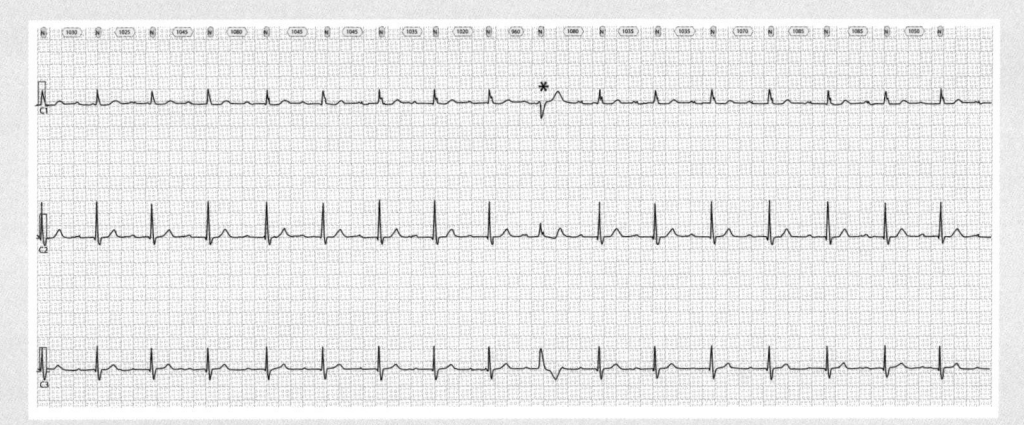

TRAÇADO 3   Um batimento no meio do traçado (*) com morfologia de BRE.

BRE: bloqueio do ramo esquerdo.

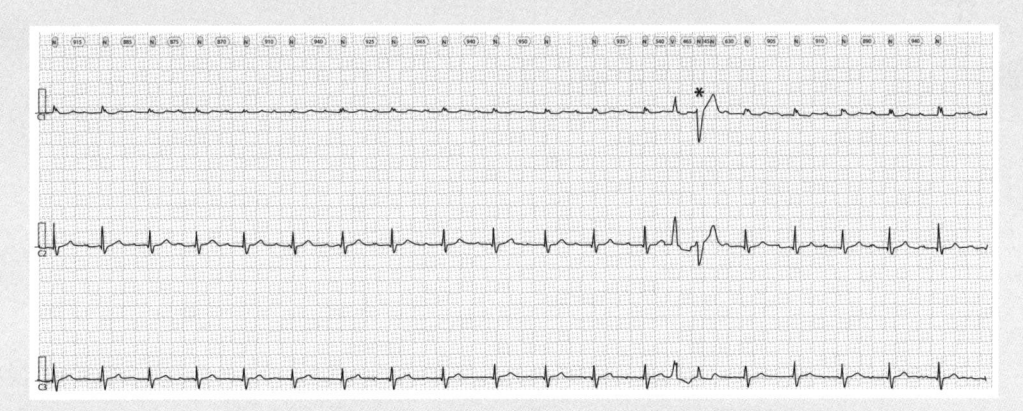

TRAÇADO 4   Após uma EV ocorre um batimento com morfologia de BRE simulando um par de EV (*).

BRE: bloqueio do ramo esquerdo; EV: extrassístole ventricular.

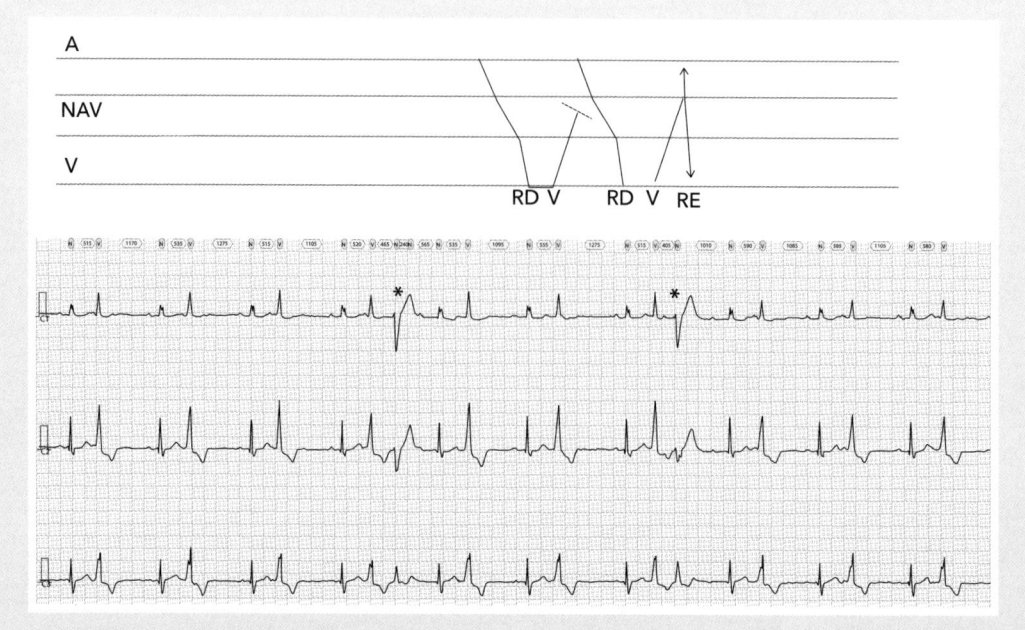

TRAÇADO 5 O fenômeno se repete durante o exame (*). Observar que a morfologia é sempre a mesma. Ver a explicação no diagrama de escada acima.

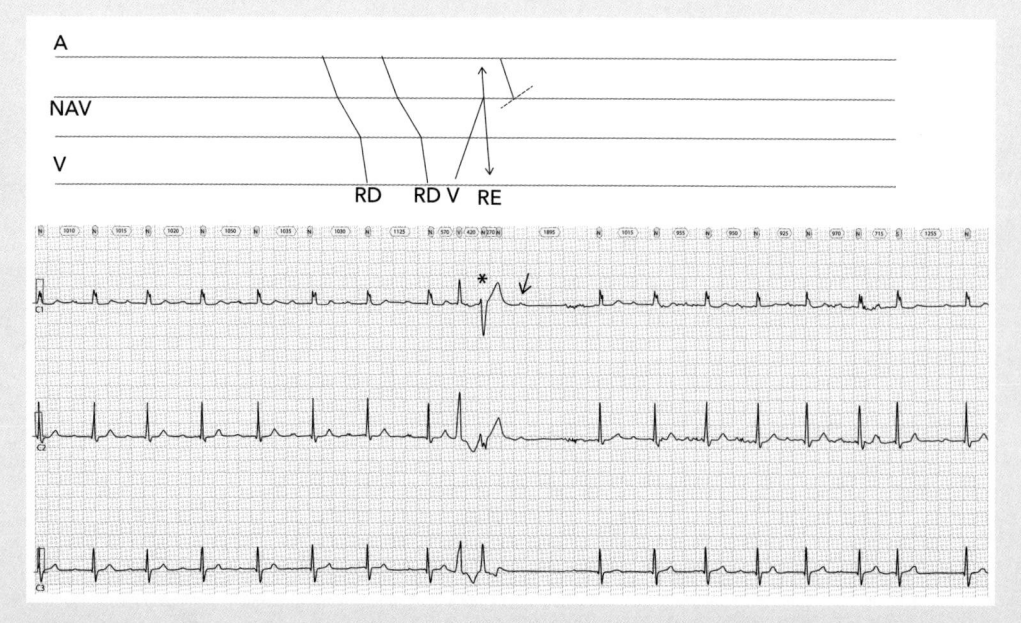

TRAÇADO 6 Após um novo episódio (*) ocorre um bloqueio AV (seta). Ver a explicação no diagrama de escada acima.

AV: atrioventricular.

COMENTÁRIOS

A condução dos ventrículos para os átrios, também chamada condução retrógrada, pode gerar fenômenos intrigantes, de difícil compreensão e facilmente confundidos com outros diagnósticos. Chama-se batimento recíproco (BR) aquele que é causado por uma ectopia ventricular (que pode ocorrer com batimentos sinusais e juncionais) com condução retrógrada, seguida de ativação atrial e subsequente ativação ventricular por outra via acessível, geralmente uma dupla via de condução atrioventricular (AV). Equivale ao batimento de retorno da ectopia ventricular. Esse fenômeno eletrofisiológico é facilmente confundido com extrassístoles ventriculares que se apresentam aos pares ou de forma interpolada.

Neste caso, observamos um batimento com morfologia de bloqueio do ramo esquerdo (BRE) durante o exame (ver Traçado 3), o que pode explicar a aberrância de condução por esse ramo durante os episódios de BR.

Foi possível notar que a pausa após as extrassístoles ventriculares (EV) possibilita maior tempo para recuperação da refratariedade no ramo direito e melhora da condução caracterizada pelo encurtamento do PR (ver o Traçado 5). Por outro lado, após o BR ocorre aumento do intervalo PR e eventualmente um bloqueio AV (Traçado 6), demonstrando que as ectopias interferem na condução anterógrada do nó AV e colaboram para elucidar a presença de dupla via de condução AV.

Observar que durante o bigeminismo ventricular o ciclo RR está em torno de 1.700 ms, porém ao ocorrer o BR com condução pelo ramo esquerdo, o ciclo se encurta significativamente (de 1.700 para 970 ms). A condução supernormal é o mecanismo mais provável para a melhora transitória e inesperada de distúrbios na condução AV. Esse fenômeno eletrofisiológico foi definido como uma resposta melhor do que a esperada em pacientes com depressão da condução durante um encurtamento do ciclo ventricular. Esta pode ser uma das explicações que possibilitaram a condução pelo ramo direito após a ocorrência dos BR. Outros fenômenos eletrofisiológicos raros associados à facilitação da condução AV podem ser aventados, entretanto não serão abordados neste tópico por não se tratar do objetivo do livro.

Casos como este, além de complexos em sua análise, exigem a realização de estudo eletrofisiológico para definição do diagnóstico. Por outro lado, são importantes para que se entenda a interação entre algumas arritmias e o sistema de condução.

CONCLUSÕES

- Ritmo sinusal com bloqueio AV de 1º grau e morfologia de bloqueio do ramo direito.
- Bloqueio de ramo alternante.
- Extrassístoles ventriculares monomórficas com condução retrógrada.
- Episódios de batimentos recíprocos, com morfologia de BRE, simulando pares de EV.

ARRITMIA ATRIAL MONOMÓRFICA FREQUENTE

> ► L.R.A., 14 anos, sexo masculino.

> ► Palpitações ocasionais.

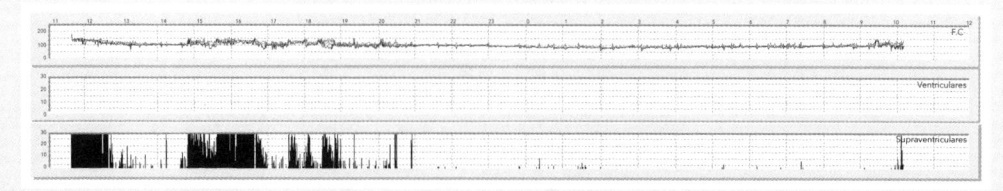

FIGURA 1   Distribuição das supraventriculares ao longo das 24 horas.

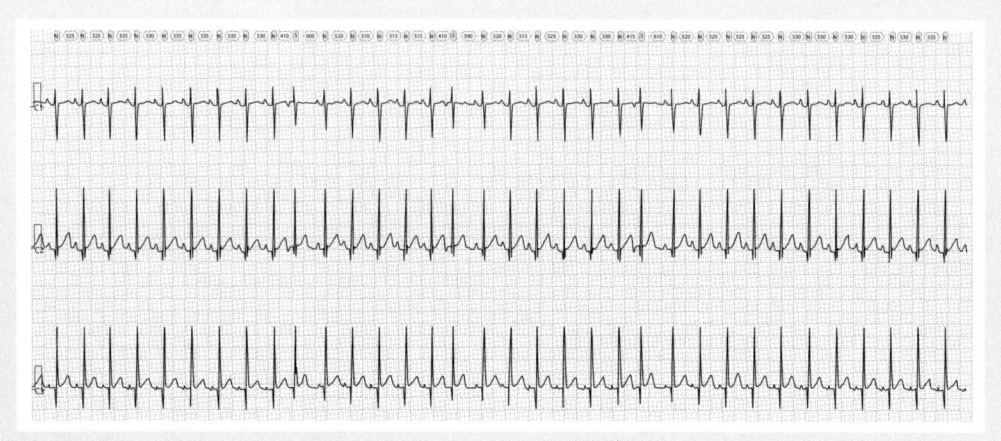

TRAÇADO 1   Ritmo sinusal. ESSV isoladas e monomórficas.

ESSV: extrassístoles supraventriculares.

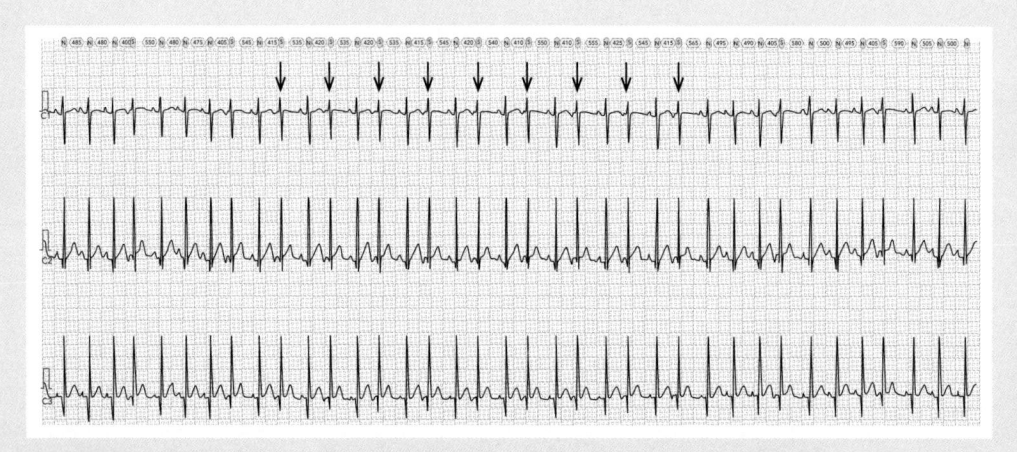

TRAÇADO 2   Ciclo de bigeminismo supraventricular.

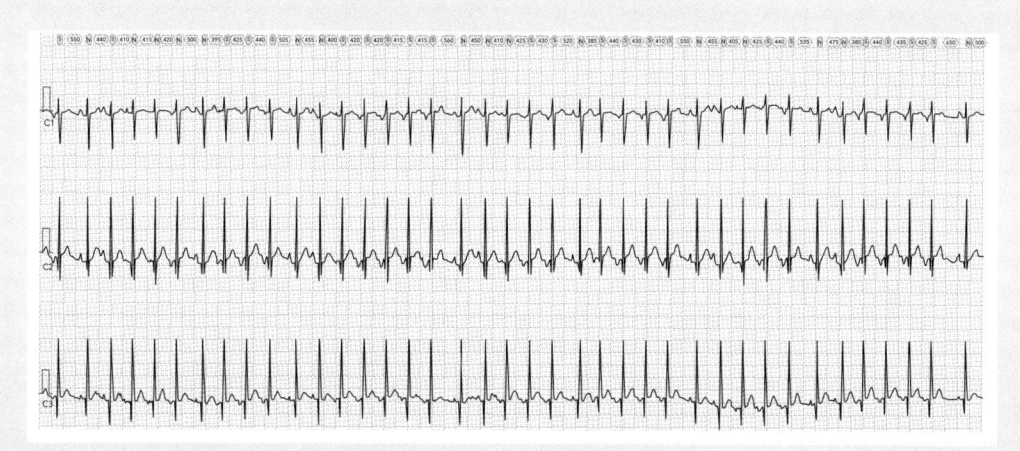

TRAÇADO 3 ESSV isoladas, aos pares e em salvas de taquicardia atrial não sustentada. Observar que a morfologia das ESSV é sempre a mesma.

ESSV: extrassístoles supraventriculares.

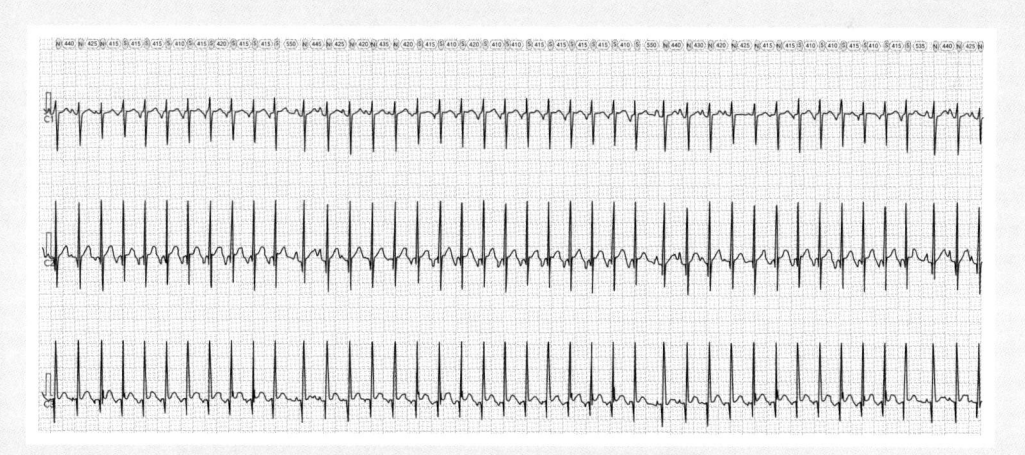

TRAÇADO 4 Salvas de taquicardia atrial monomórfica não sustentada.

COMENTÁRIOS

A arritmia atrial é extremamente comum nos exames de Holter, podendo manifestar--se de forma isolada, pareada, em ciclos de bigeminismos, trigeminismos etc. A associação de extrassístoles isoladas com formas pareadas e salvas de taquicardia atrial não sustentadas é frequente, principalmente quando a incidência é elevada. Deve ser dada atenção à morfologia das ectopias. Quando monomórficas, ou seja, com a mesma morfologia, indicam que o circuito responsável pela arritmia se origina em um único foco nos átrios. Já na forma polimórfica, com mais de duas morfologias, múltiplos focos competem pela atividade atrial. A forma monomórfica é mais comum em pacientes jovens sem cardiopatia estrutural, já a polimórfica é mais encontrada em cardiopatas ou pneumopatas. Outro dado que merece destaque é a distribuição da arritmia ao longo do registro, informação fornecida pela simples avaliação do gráfico de 24 horas. Como se pode obsevar no caso da Figura 1, a arritmia ocorreu mais frequentemente durante a vigília.

CONCLUSÕES

- Extrassistolia atrial monomórfica de alta incidência com predomínio no período diurno.
- Episódios de taquicardia atrial monomórfica não sustentada.

TAQUICARDIAS ATRIAIS NOTURNAS

- ▶ A.E.G., 69 anos, sexo feminino, hipertensa.

- ▶ Palpitações esporádicas.

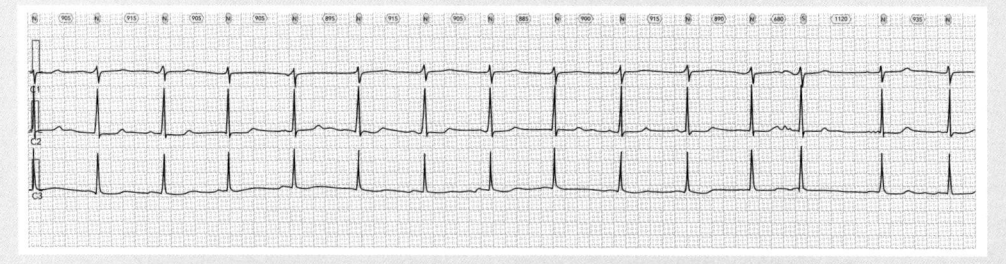

TRAÇADO 1 Extrassístole atrial isolada.

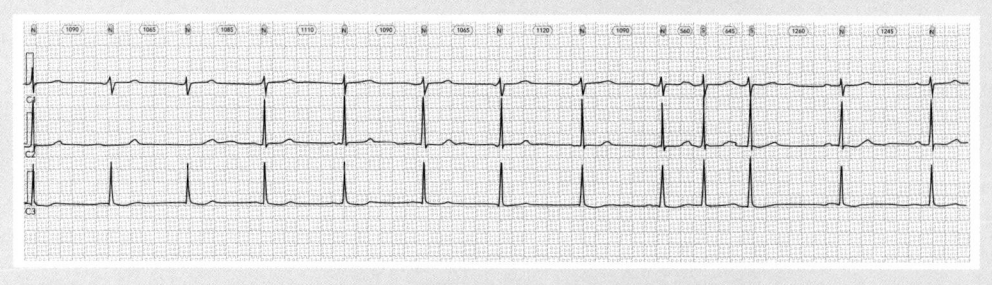

TRAÇADO 2 Um par de extrassístoles atriais.

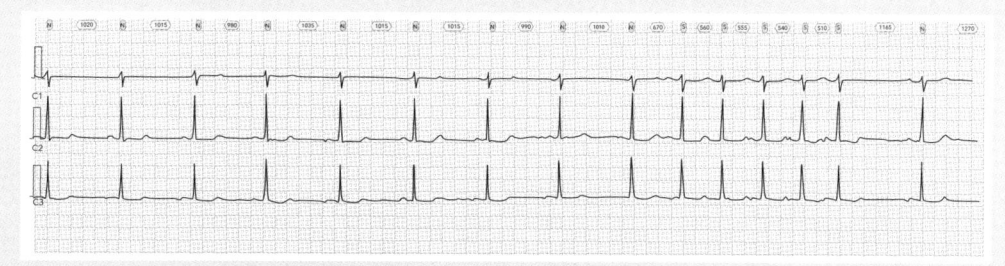

TRAÇADO 3 Uma salva de extrassístoles atriais – taquicardia atrial não sustentada.

Horário	FC(min)	FC (med)	FC (max)	Nº Qrs	Taq V	V Par	V Iso	V Big	Epis Big	V Tot	Taq SV	SV Par	SV Iso	SV Tot	Pausas	MP	MP(%)
07:19	58	74	100	2.939			1			1			12	12			
08:00	56	68	90	4.031									9	9			
09:00	52	64	90	3.799			1			1			6	6			
10:00	59	67	82	4.017									7	7			
11:00	52	64	82	3.828			2			2			8	8			
12:00	56	66	79	3.977								1	6	8			
13:00	50	62	90	3.677									16	16			
14:00	49	56	75	3.337							1	1	10	19			
15:00	52	64	86	3.840								3	11	17			
16:00	55	66	82	3.936			1			1		1	11	13			
17:00	54	65	78	3.886									11	11			
18:00	60	67	84	4.022									5	5			
19:00	59	67	96	4.019		1				2			11	11			
20:00	57	62	83	3.708			1			1		1	8	10			
21:00	53	64	89	3.834							1	1	14	21			
22:00	56	64	88	3.817							4	4	22	43			
23:00	54	64	86	3.843							2	1	13	26			
00:00	52	61	82	3.639							1	4	5	17			
01:00	50	59	81	3.553							2		8	28			
02:00	49	57	93	3.422							1		6	14			
03:00	49	57	82	3.395									8	8			
04:00	50	57	87	3.429							4	1	2	21			
05:00	55	72	92	4.289			2			2	1	1	7	13			
06:00	59	75	103	4.015			1			1			7	7			
Totais	49	64	103	90.252	1	9				11	17	19	223	350			

TABELA 1 A maioria dos episódios de taquicardia supraventricular foi registrada entre 21h e 5h.

COMENTÁRIOS

A avaliação da tabela de dados no Holter de 24 horas traz informações importantes sobre a distribuição das arritmias ao longo do registro. Nesse caso, observa-se que não há uma concentração das extrassístoles atriais em determinado período do dia, por outro lado, quase todos os episódios de taquicardias atriais não sustentadas foram registrados no período noturno (ver Tabela 1).

As variações circadianas do ritmo cardíaco são explicadas pela ação do sistema nervoso autônomo (SNA). O Holter possibilita o entendimento da influência do SNA no desencadeamento de algumas arritmias cardíacas. Estas podem estar relacionadas à maior ação simpática e parassimpática, dependendo do momento em que ocorrem. Essa correlação é importante e deve ser citada no laudo, uma vez que auxilia na elucidação dos mecanismos eletrofisiológicos das arritmias e pode corroborar com a escolha da melhor opção terapêutica.

CONCLUSÕES

- Ritmo sinusal.
- Extrassistolia atrial isolada e pareada.
- Episódios de taquicardia atrial não sustentados no período noturno.

TAQUICARDIA ATRIAL

- ▸ D.A., 79 anos, sexo masculino, hipertenso.
- ▸ Palpitações e cansaço aos esforços.

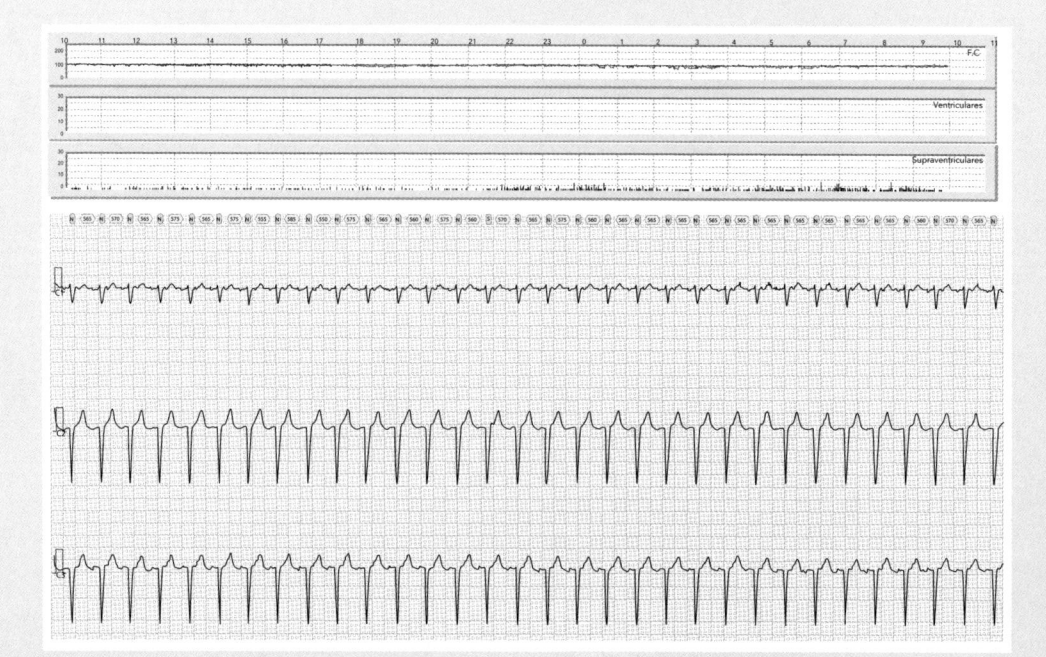

TRAÇADO 1 Taquicardia regular. Observar no gráfico de 24 horas que a FC se mantém em torno de 100 bpm ao longo de todo o registro.

FC: frequência cardíaca.

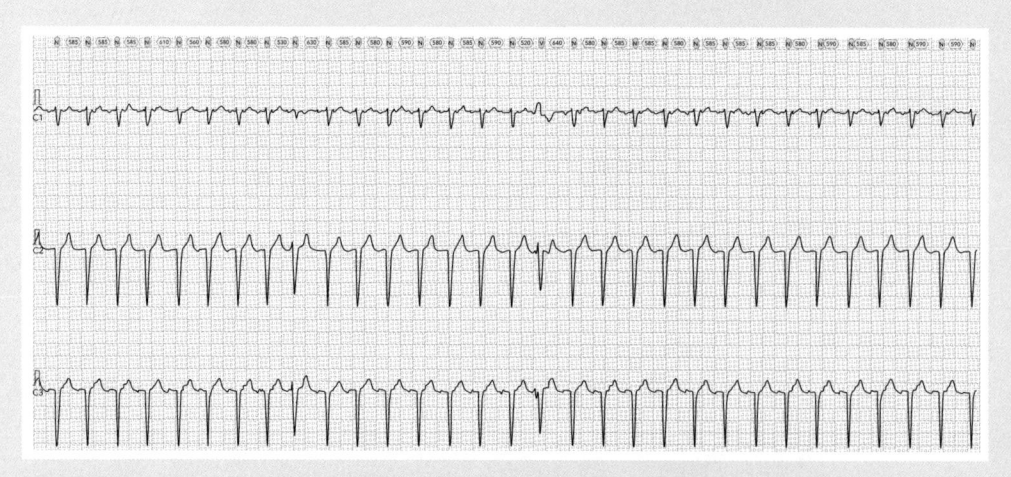

TRAÇADO 2 Uma extrassístole ventricular no meio da taquicardia.

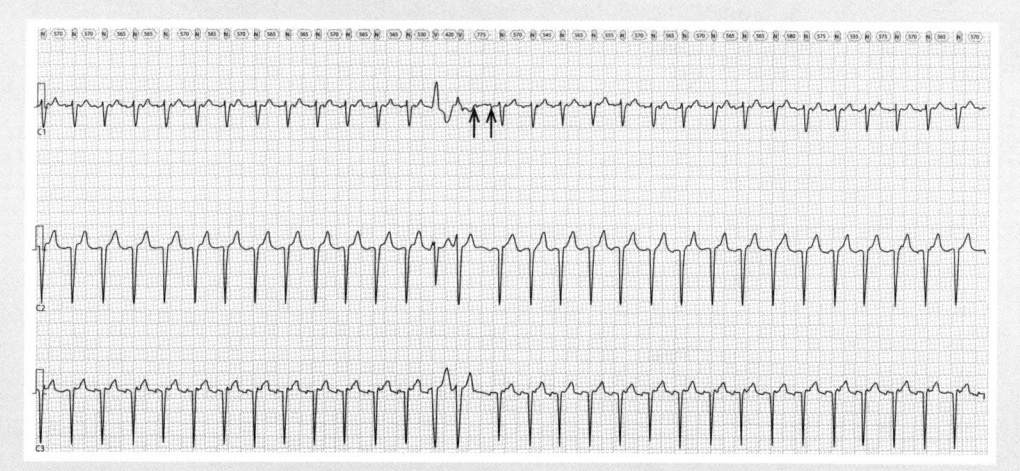

TRAÇADO 3 Um par de extrassístoles ventriculares revela o diagnóstico da taquicardia (setas).

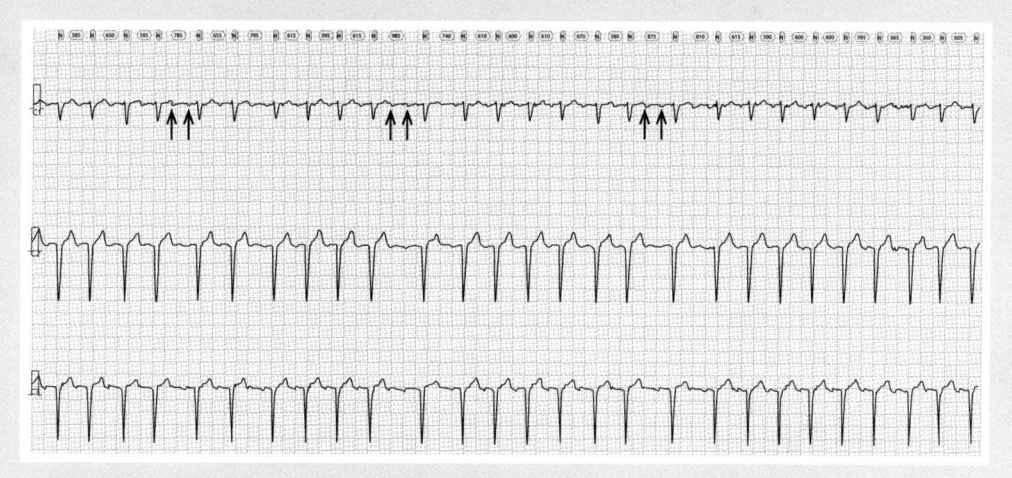

TRAÇADO 4 Um retardo na condução pelo nó AV permite o diagnóstico de taquicardia atrial (setas).

AV: atrioventricular.

COMENTÁRIOS

Definir o tipo de taquicardia supraventricular no Holter de 24 horas é uma tarefa que exige avaliação criteriosa. Observar a linha de base do eletrocardiograma (ECG) durante períodos de maior retardo na condução atrioventricular (AV) pode elucidar o diagnóstico da arritmia. Isso pode ser facilitado pela interferência de ectopias ventriculares no ciclo da taquicardia. Como se pode verificar neste exame, as pausas após extrassístoles ventriculares foram muito importantes para desmascarar uma taquiarritmia atrial. Da mesma forma, nos exames em que a frequência da taquicardia permanece quase constante ao longo das 24 horas, devem ser buscadas pequenas mudanças no ciclo da taquicardia em diferentes momentos do registro na tentativa de diagnosticar algumas arritmias como a taquicardia e o *flutter* atrial.

A frequência atrial neste caso foi de 190 bpm, condizente com o diagnóstico de taquicardia atrial. Em uma avaliação menos cuidadosa, esse tipo de arritmia pode ser facilmente confundido com taquicardia sinusal.

CONCLUSÕES

- Taquicardia atrial com condução AV 2:1.

TAQUICARDIA SINUSAL INAPROPRIADA

- ▸ M.A.R., 28 anos, sexo feminino.
- ▸ Palpitações e cansaço aos esforços.

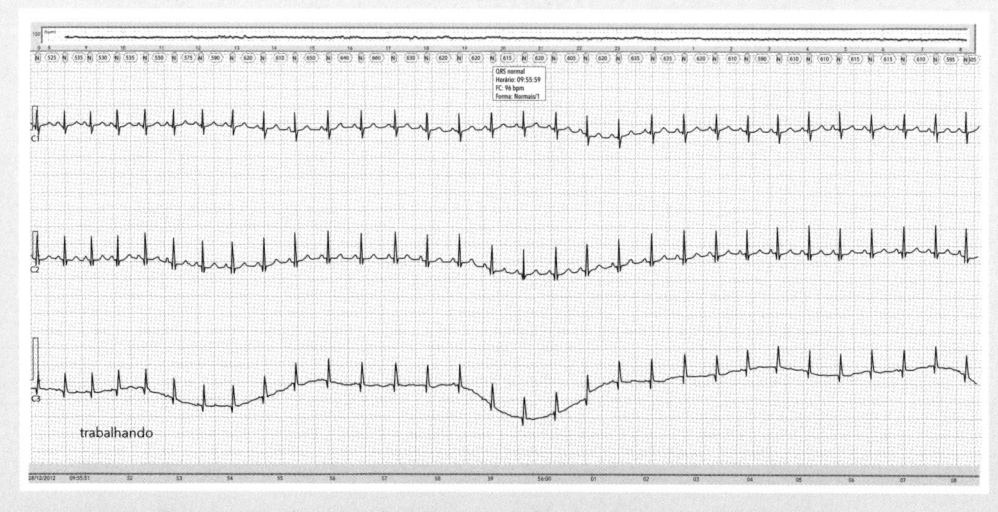

TRAÇADO 1   Ritmo sinusal, intervalo PR normal, FC de 106 bpm, trabalhando.

FC: frequência cardíaca.

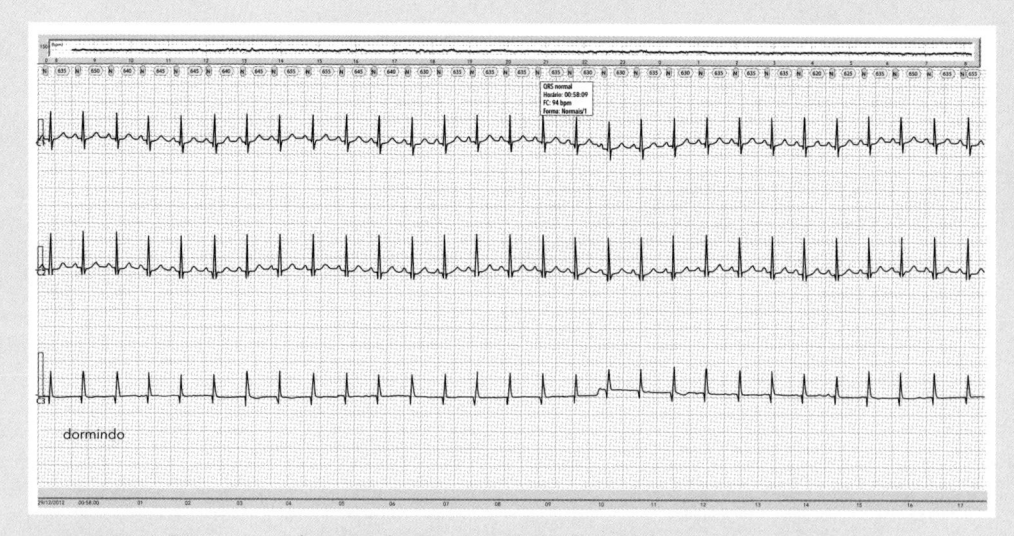

TRAÇADO 2   Ritmo sinusal, intervalo PR normal, FC de 101 bpm, dormindo.

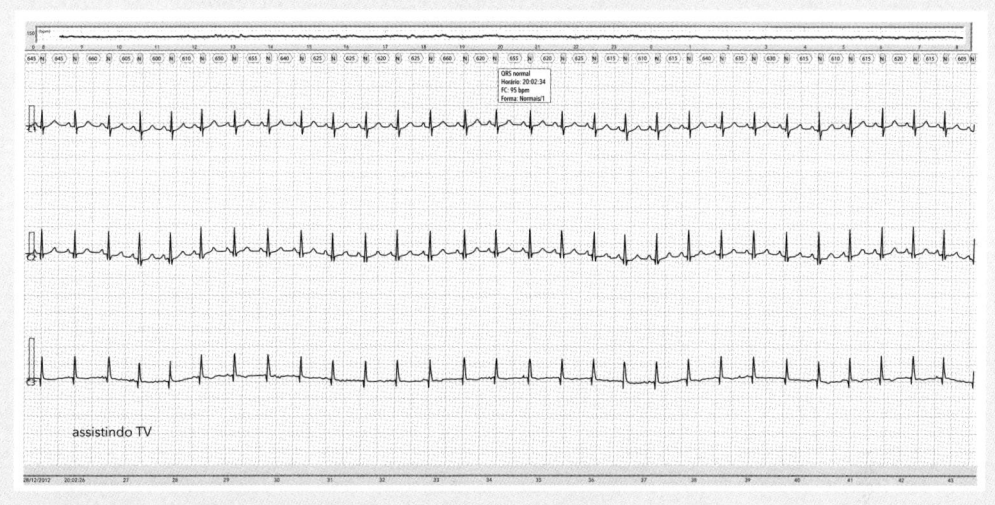

TRAÇADO 3 Ritmo sinusal, FC de 103 bpm, assistindo TV.

FC: frequência cardíaca.

COMENTÁRIOS

A eletrocardiografia dinâmica é um excelente método para diagnóstico de situações clínicas especiais. Este exame, por exemplo, aparentemente normal, é compatível com uma entidade clínica que somente a monitoração contínua é capaz de detectar. Nos três traçados apresentados, a frequência cardíaca (FC) está praticamente inalterada e elevada (acima de 100 bpm), sendo observada em vários momentos do exame, independemente da atividade descrita no relatório de sintomas. Ao observar o gráfico da FC nas 24 horas, também se verifica que a FC praticamente não se altera ao longo de todo o registro. Resumidamente, apesar das atividades realizadas, não existe variação da FC no exame.

A taquicardia sinusal é caracterizada por ritmo sinusal com FC elevada (acima 100 bpm), e está relacionada ao aumento do automatismo do nó sinusal, com diferentes mecanismos envolvidos.

Em alguns casos, podemos observar a taquicardia sinusal sem uma causa definida e sem variações com postura ou atividades físicas. Essa síndrome é mais comumente observada em mulheres e pode provocar sintomas limitantes. No Holter, a presença de ritmo sinusal com frequência cardíaca média acima de 100 bpm é um forte indício dessa arritmia, que é conhecida como taquicardia sinusal inapropriada.

CONCLUSÃO

- Ritmo sinusal com FC média acima de 100 bpm – taquicardia sinusal inapropriada.

FIBRILAÇÃO E *FLUTTER* ATRIAL PAROXÍSTICOS

> ▸ J.R.A., 56 anos, sexo masculino.

> ▸ Palpitações frequentes.

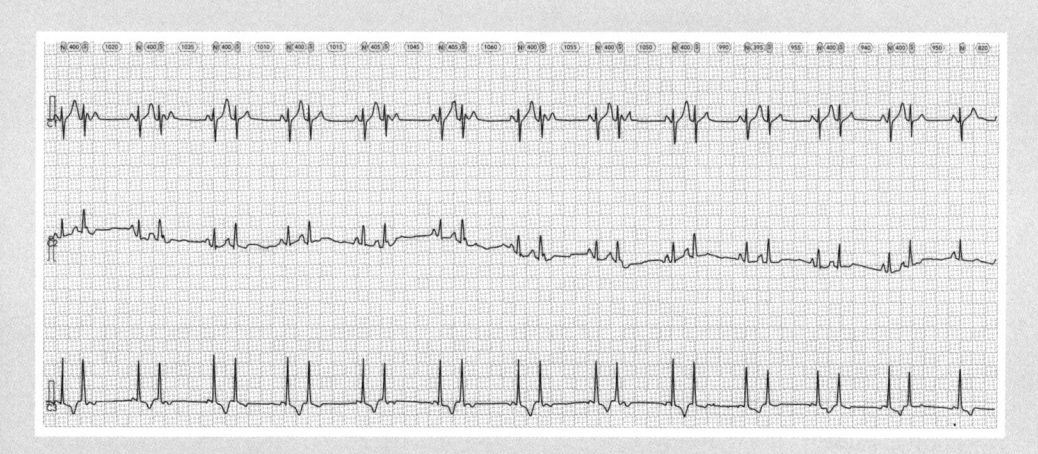

TRAÇADO 1   Ritmo sinusal. Ciclo de bigeminismo supraventricular.

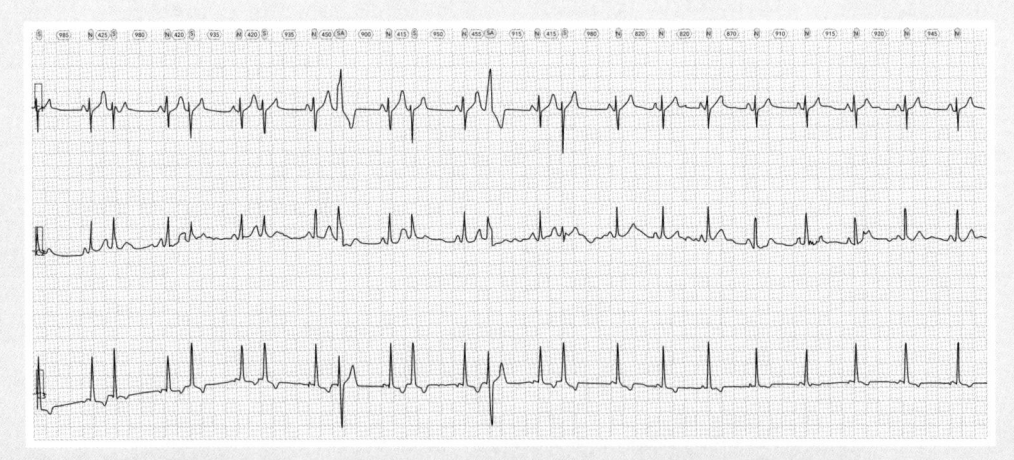

TRAÇADO 2   Bigeminismo supraventricular com e sem aberrância de condução.

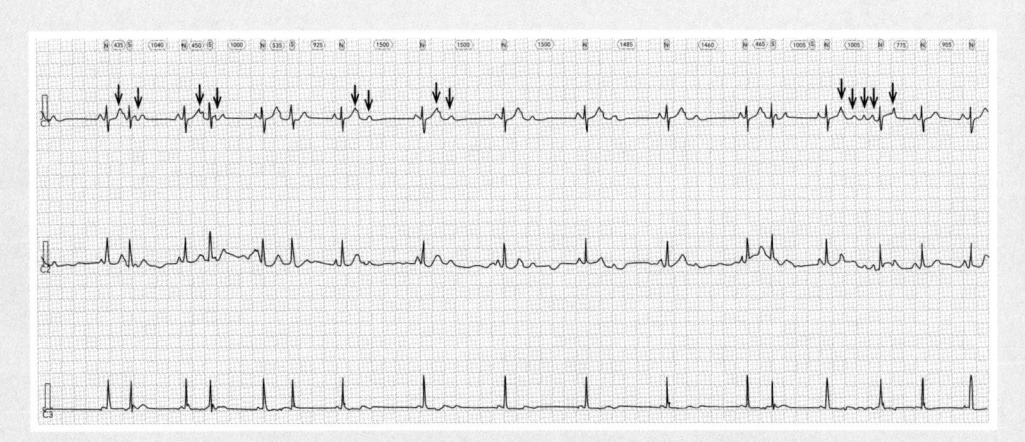

TRAÇADO 3   Supraventriculares pareadas conduzidas e não conduzidas (bloqueadas) simulando um bloqueio AV 2:1. Observar no final do traçado um episódio curto de taquicardia
atrial iniciado pelo mesmo par de extrassístoles atriais bloqueadas.

AV: atrioventricular.

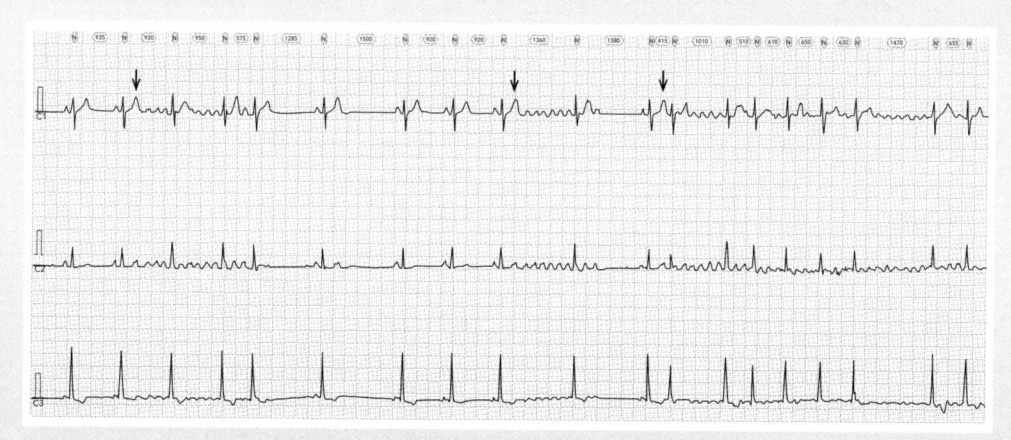

TRAÇADO 4   Episódios de fibrilação atrial paroxística iniciados por extrassístoles atriais muito precoces e com a mesma morfologia.

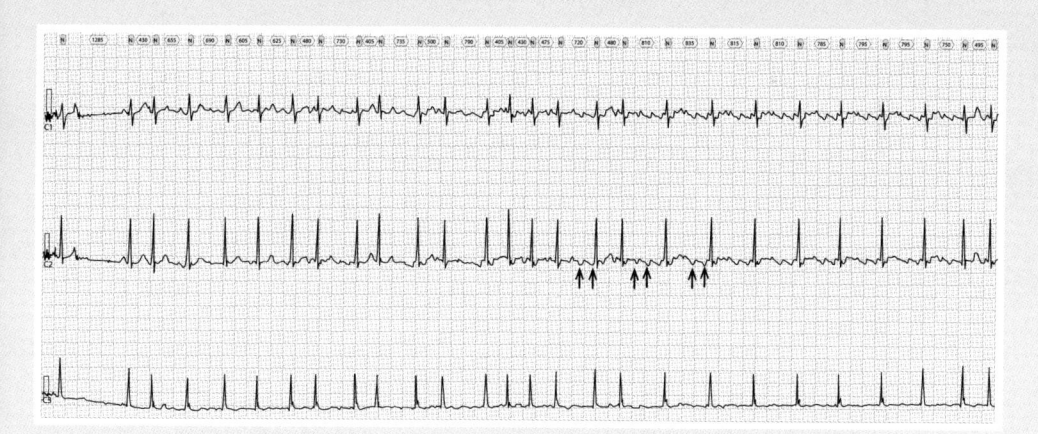

TRAÇADO 5   Após o início da fibrilação atrial ocorre organização para *flutter* atrial.

COMENTÁRIOS

A fibrilação atrial (FA) é a arritmia sustentada mais comumente observada na prática clínica e contribui para elevar a morbidade e mortalidade. A fisiopatologia é complexa e ainda não totalmente esclarecida, principalmente em estágios mais avançados da doença, como na FA persistente. Participam na gênese da FA mecanismos envolvidos na iniciação, na manutenção e na modulação da arritmia. A presença de atividade atrial rápida e repetitiva no interior das veias pulmonares tem papel relevante no desencadeamento e atuam como *triggers*, principalmente na forma paroxística. Ao atingirem os átrios provocam desorganização na refratariedade atrial possibilitando o surgimento de fibrilação. Nesses casos, as ectopias atriais costumam ser muito precoces em relação ao QRS, deformam a onda T, provocam aberrâncias de condução e bloqueios no nó atrioventricular (extrassístoles atriais bloqueadas). A morfologia das extrassístoles costuma ser sempre a mesma, indicando origem unifocal. Outro fenômeno comum de se observar é a organização da FA para *flutter* atrial, uma vez que ambas arritmias coexistem frequentemente.

CONCLUSÕES

- Extrassistolia atrial isolada, pareada, bloqueadas e conduzidas com e sem aberrância de condução.
- Episódios de FA paroxística.
- Episódios de organização da fibrilação para *flutter* atrial.

FIBRILAÇÃO ATRIAL E FENÔMENO DE ASHMAN

▸ R.A.S., sexo masculino, 68 anos.

▸ Palpitações e cansaço.

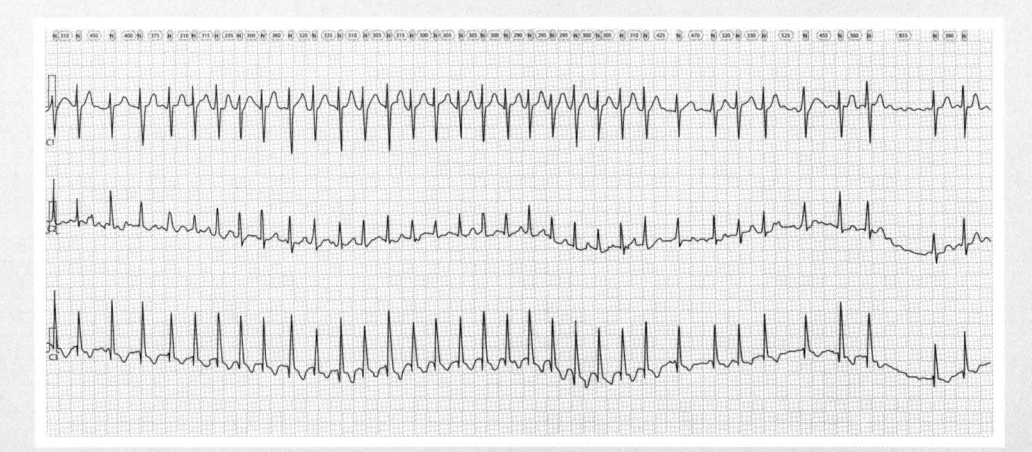

TRAÇADO 1   FA com alta resposta ventricular.

FA: fibrilação atrial.

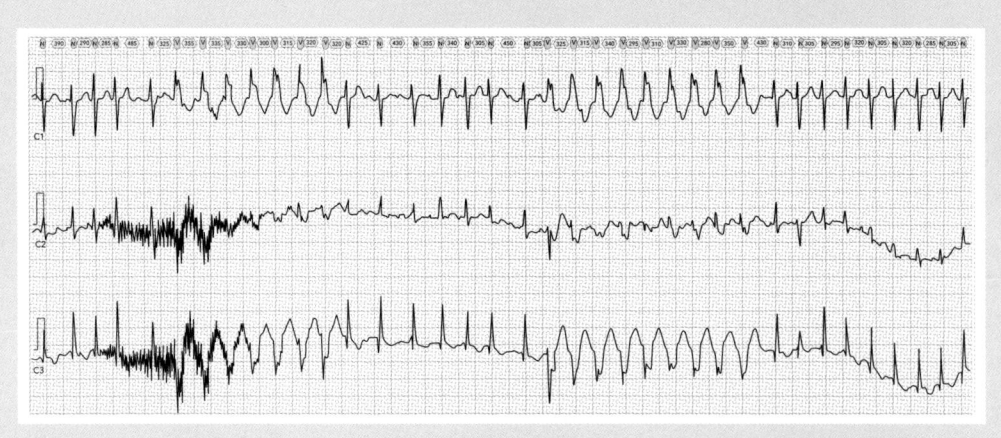

TRAÇADO 2   Episódios de taquicardia de QRS largo com morfologia de bloqueio do ramo direito (R no canal 1 e rS no canal 2).

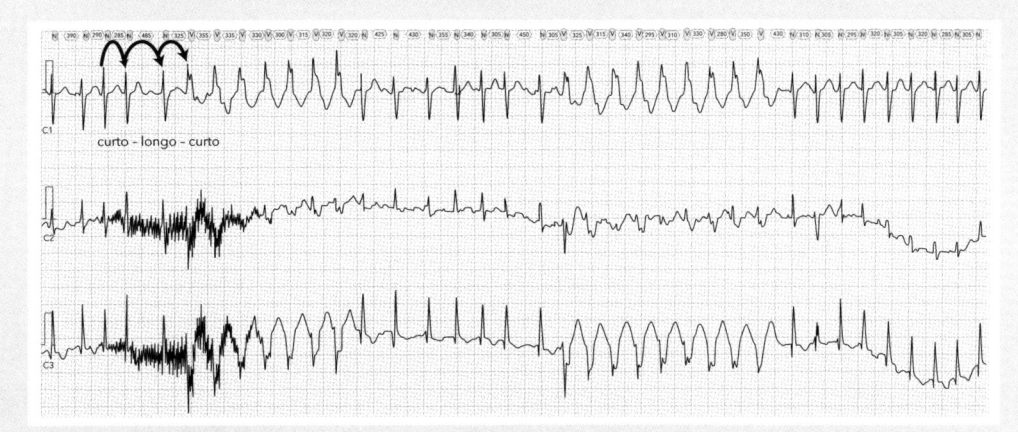

TRAÇADO 3 Os episódios de taquicardia de QRS largo são precedidos de ciclos curto-
-longo-curto.

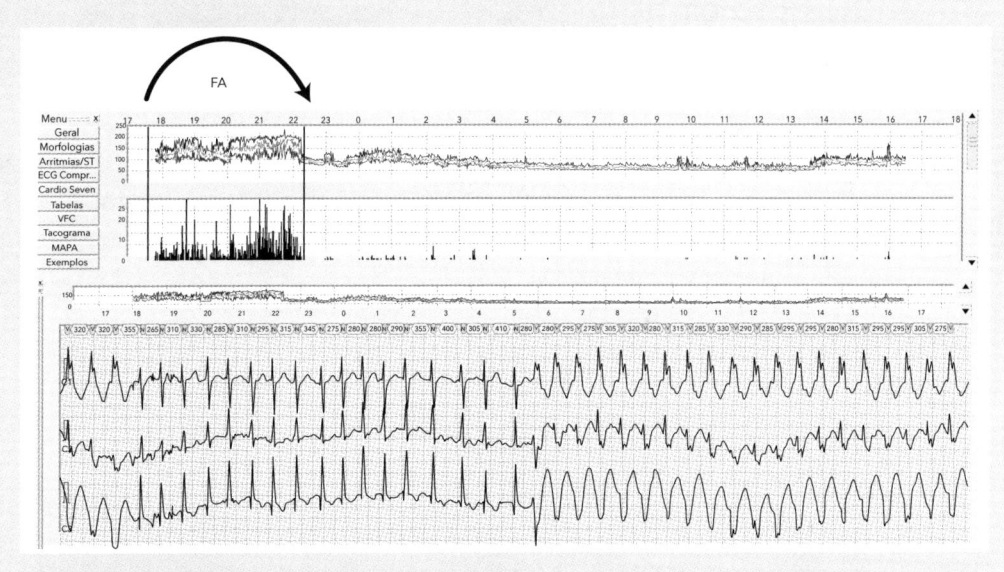

TRAÇADO 4 Observar no gráfico que o período de registro da FA corresponde à maior incidência de ectopias ventriculares/minuto. Essa correlação reforça a hipótese de aberrância
de condução.

FA: fibrilação atrial.

COMENTÁRIOS

Um dos grandes desafios no Holter de 24 horas é a diferenciação entre as taquicardias ventricular e supraventricular com aberrância de condução por um dos ramos do sistema His-Purkinje. Particularmente na fibrilação atrial, a ocorrência de aberrância de condução é muito comum e pode dificultar o diagnóstico. Em 1947, Gouaux Ashman observou que, após um ciclo relativamente longo seguido por um ciclo curto, o próximo batimento apresentava morfologia de bloqueio do ramo direito, o que ficou conhecido como fenômeno de Ashman. Essa alteração ocorre em razão da mudança do período refratário de um dos ramos, provocada pelo prolongamento do intervalo RR, fazendo com que o próximo ciclo RR encontre um dos ramos na refratariedade. Uma vez que o ramo direito apresenta um período refratário maior que o ramo esquerdo, a morfologia mais observada nesse fenômeno é a de bloqueio do ramo direito. A perpetuação da aberrância ocorre pela ativação retrógrada do ramo afetado por meio da condução oculta pelo septo interventricular, fazendo com que este se mantenha inacessível à condução cardíaca anterógrada, resultando em taquicardia de QRS largo.

Neste caso, podemos averiguar que o período correspondente à maior incidência da arritmia ventricular coincide com maior elevação da frequência cardíaca. A queda, quase abrupta da frequência cardíaca (por volta das 22h20), sugere a interrupção de uma taquiarritmia. Pela análise do gráfico de 24 horas fica clara a interdependência entre os episódios de taquicardia de QRS largo e o período de fibrilação atrial paroxística, reforçando a hipótese de aberrância de condução.

CONCLUSÕES

- Ritmo predominantemente sinusal com período de fibrilação atrial paroxística.
- Episódios de taquicardia de QRS largo compatíveis com aberrância de condução pelo ramo direito (fenômeno de Ashman).

TAQUICARDIA POR REENTRADA NODAL

- A.E.V., 62 anos, sexo feminino.
- Palpitações frequentes.

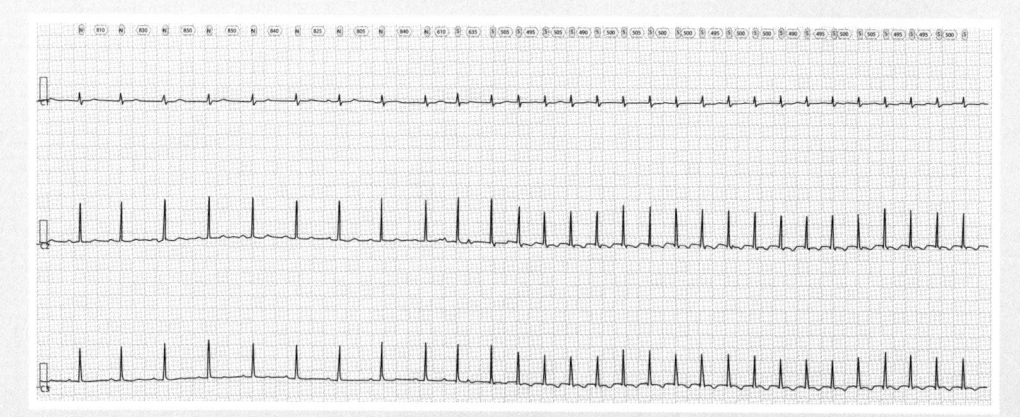

TRAÇADO 1   Início da taquicardia supraventricular.

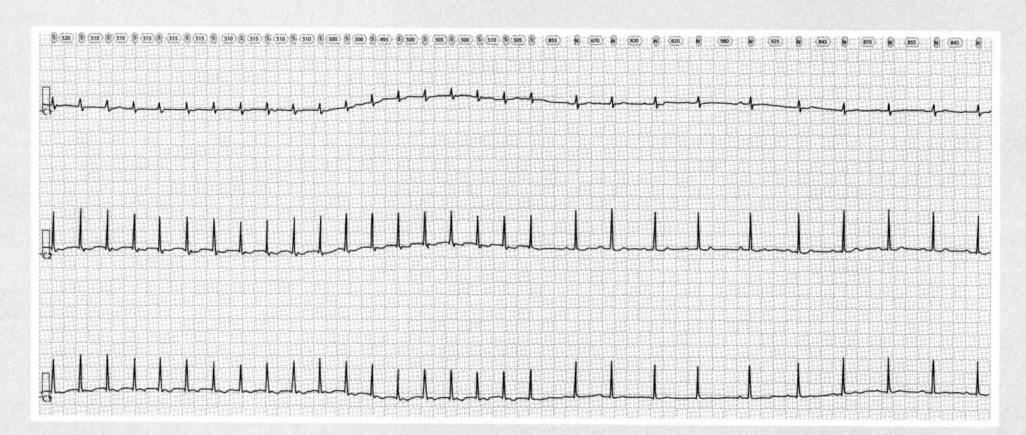

TRAÇADO 2   Término da taquicardia supraventricular.

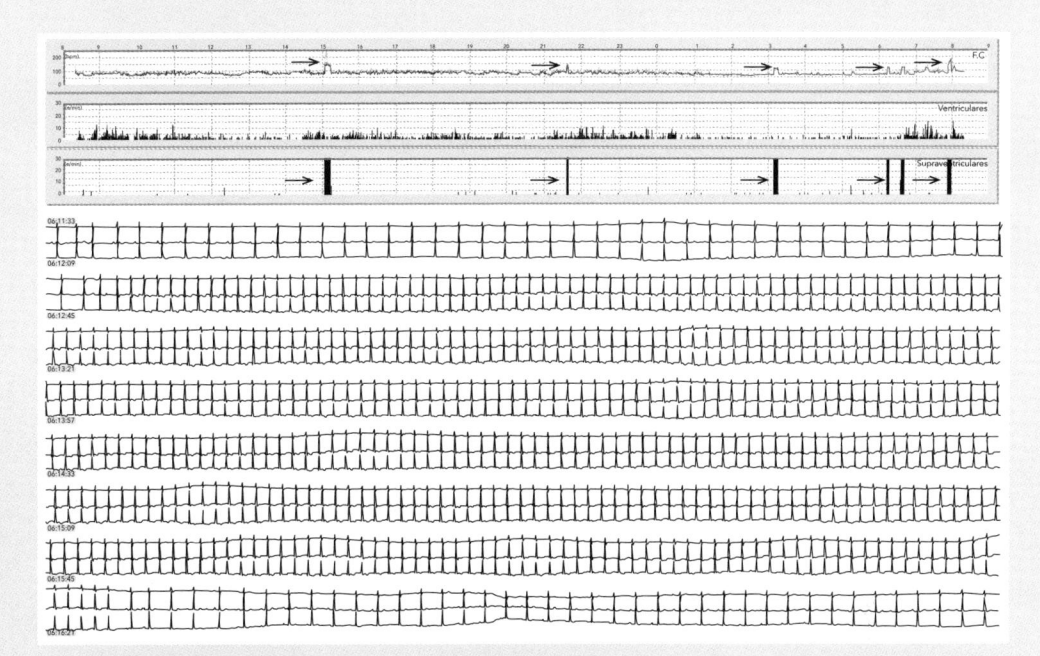

FIGURA 1 As setas indicam elevações e quedas abruptas da FC no gráfico de 24 horas coincidindo com a maior concentração de ectopias supraventriculares/minuto. Esses achados auxiliam a identificação dos episódios de taquicardia supraventricular ao longo do registro. No ECG comprimido, um dos episódios registrado às 6h12.

ECG: eletrocardiograma; FC: frequência cardíaca.

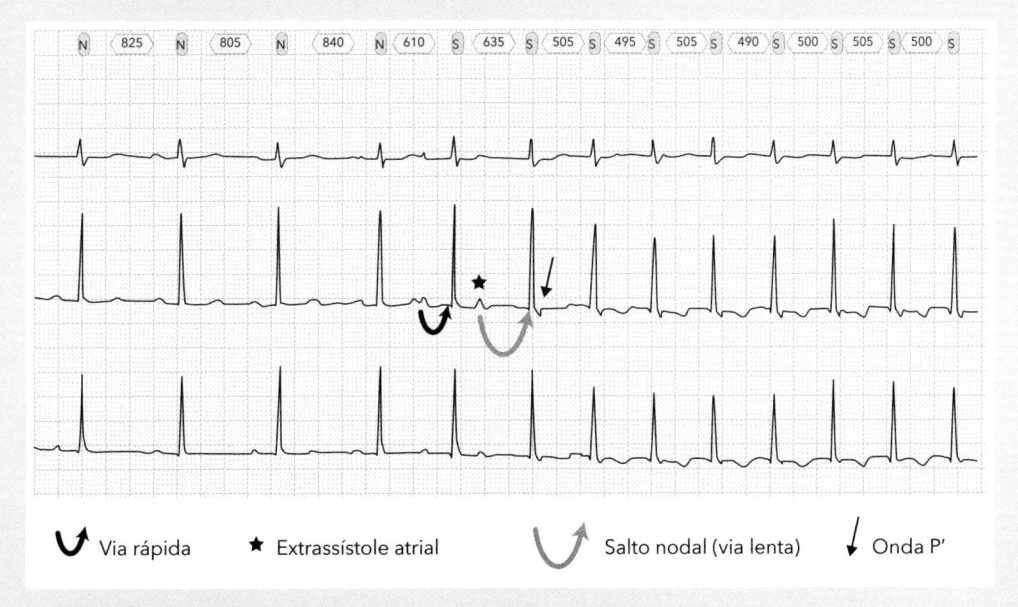

U Via rápida   ★ Extrassístole atrial   U Salto nodal (via lenta)   ↓ Onda P′

TRAÇADO 3 Ampliação do Traçado 1. Início da taquicardia revelando salto nodal.

COMENTÁRIOS

As taquicardias paroxísticas supraventriculares (TPSV) com intervalo RP' curto são geralmente causadas por taquicardias por reentrada nodal ou taquicardias atrioventriculares mediadas por uma via acessória. A avaliação do início da taquicardia pode revelar o mecanismo eletrofisiológico envolvido e esclarecer o diagnóstico definitivo. A presença de um salto nodal (após uma extrassístole atrial ocorre um incremento do intervalo PR acima de 50 ms em relação ao intervalo PR precedente) no início da taquicardia demonstra dupla via de condução nodal. Durante a taquicardia, a onda P aparece negativa, deformando a porção final do QRS (pseudo S), e o intervalo RP' é muito curto (em torno de 70 ms), achados bastante sugestivos de taquicardia por reentrada nodal.

A avaliação do gráfico de 24h pode ajudar a detectar possíveis episódios de taquiarritmias. As elevações da FC, com início e término súbitos, coincidindo com maior concentração de ectopias supraventriculares em um dado momento, podem estar associadas a episódios de TPSV. Essa observação facilita a identificação e a distribuição das taquicardias durante a análise do exame.

CONCLUSÕES

- Ritmo sinusal.
- Episódios de TPSV muito sugestivos de taquicardia por reentrada nodal.

DUPLA VIA DE CONDUÇÃO NODAL

> ▸ C.S.L., 60 anos, sexo masculino.

> ▸ Refere palpitações esporádicas.

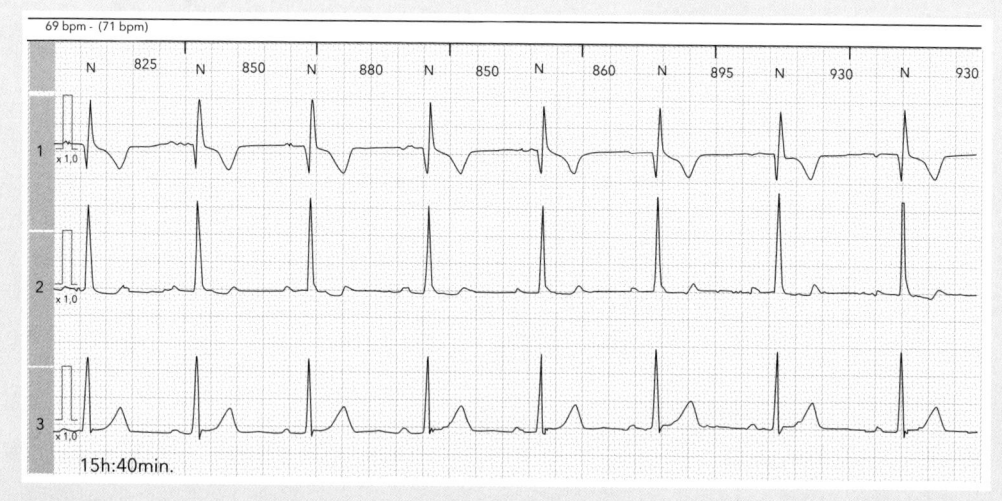

TRAÇADO 1 Ritmo sinusal. Intervalo PR em torno de 180 ms.

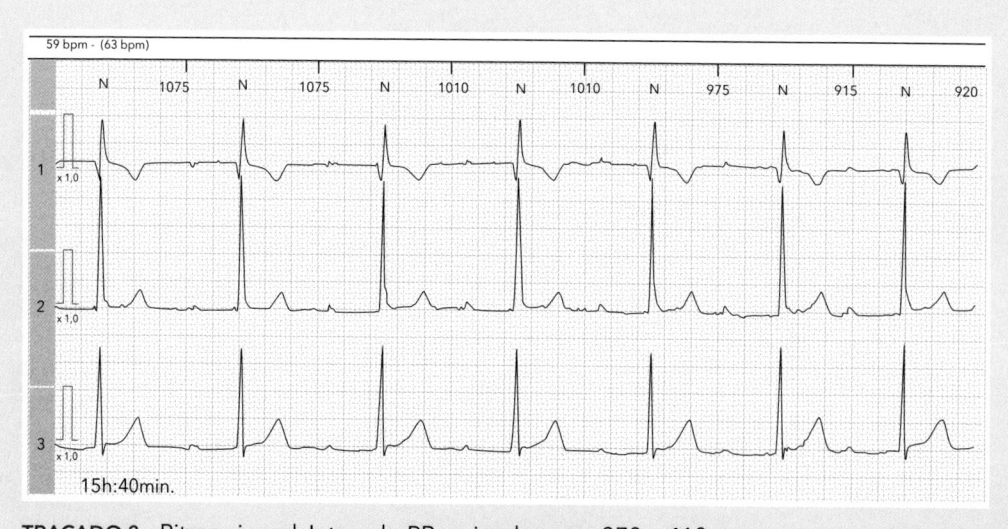

TRAÇADO 2 Ritmo sinusal. Intervalo PR variando entre 370 e 410 ms.

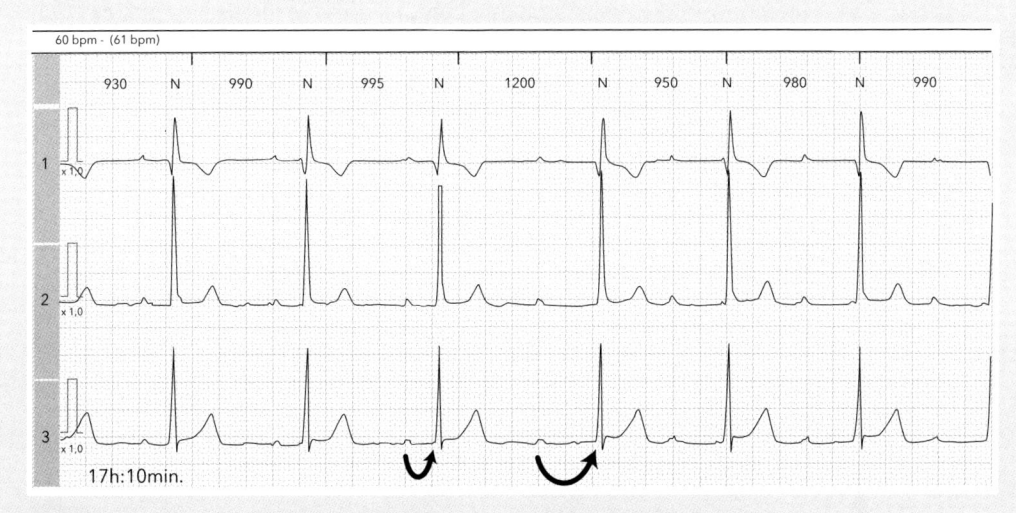

TRAÇADO 3 Ritmo sinusal. Mudança abrupta do intervalo PR (setas).

COMENTÁRIOS

Variações no intervalo PR são relativamente comuns durante análise do Holter e podem denunciar a presença de dupla via de condução nodal. É importante frisar que mudanças significativas da frequência cardíaca (FC) podem levar a acréscimos no intervalo PR que são considerados fisiológicos e dependentes da refratariedade do nó atrioventricular (AV). Por outro lado, situações associadas a maior atuação do nervo vago também podem ocasionar essas alterações.

Observar que neste caso há mudanças do intervalo PR sem relação com alterações na FC ou associadas a períodos diferentes do dia (p. ex., sono e vigília). Apesar da mudança abrupta do PR, não são observados episódios de bloqueio AV de 2º grau Mobitz I na continuidade dos traçados, um diagnóstico diferencial a ser aventado nesta situação. Sendo assim, a maior possibilidade é de que se trata de uma dupla via nodal, com alternância de condução entre as vias rápida e lenta (ver Traçado 3).

CONCLUSÕES

- Ritmo sinusal.
- Variação importante do intervalo PR, sugestivo de dupla via de condução nodal.

TAQUICARDIA POR REENTRADA NODAL E FIBRILAÇÃO ATRIAL

> ▸ G.P.M., 66 anos, sexo masculino, hipertenso, faz uso de betabloqueador e diurético.
>
> ▸ Refere palpitações.

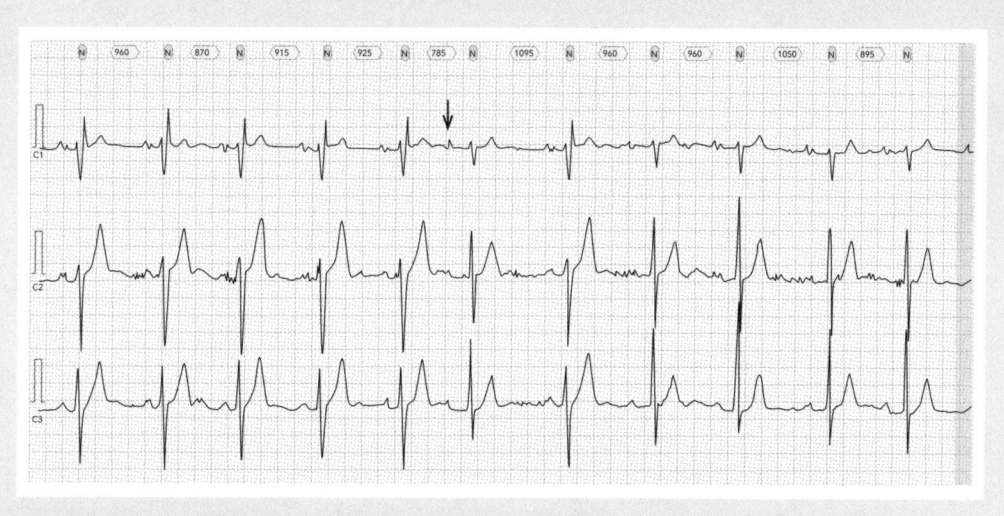

TRAÇADO 1   Ritmo sinusal. Intervalo PR em torno de 200 ms. O sexto batimento (seta) é uma extrassístole atrial conduzida com PR de 280 ms.

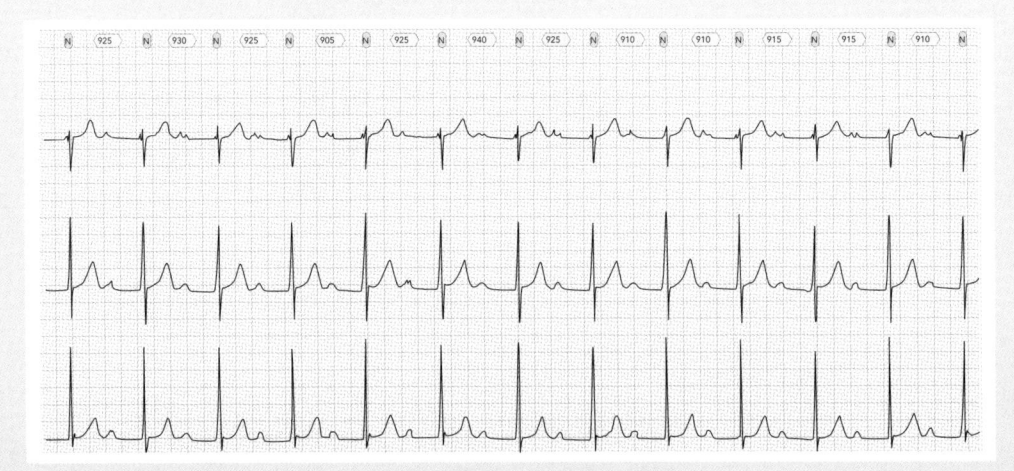

TRAÇADO 2   Ritmo sinusal com intervalo PR em torno de 480 ms.

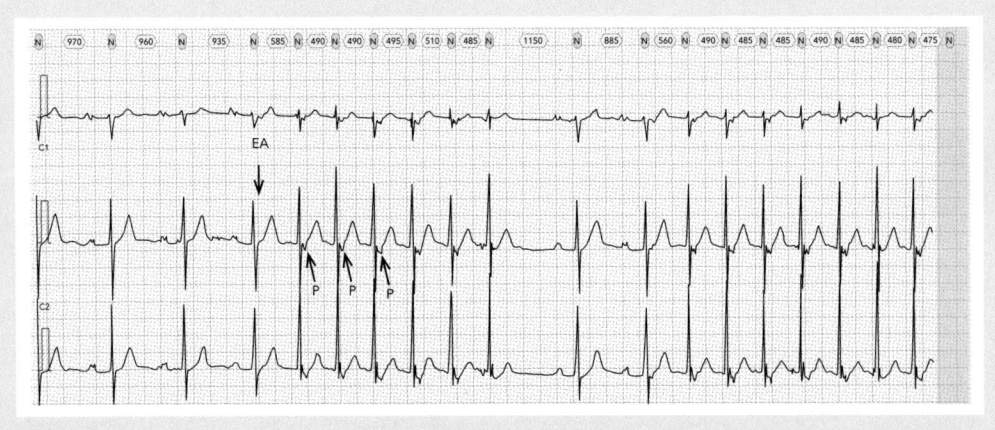

TRAÇADO 3   Uma extrassístole atrial inicia uma taquicardia supraventricular com intervalo RP' muito curto (em torno de 60 ms) sugestiva de taquicardia por reentrada nodal. O fenômeno se repete após 2 batimentos sinusais.

EA: extrassístole atrial; P: onda P.

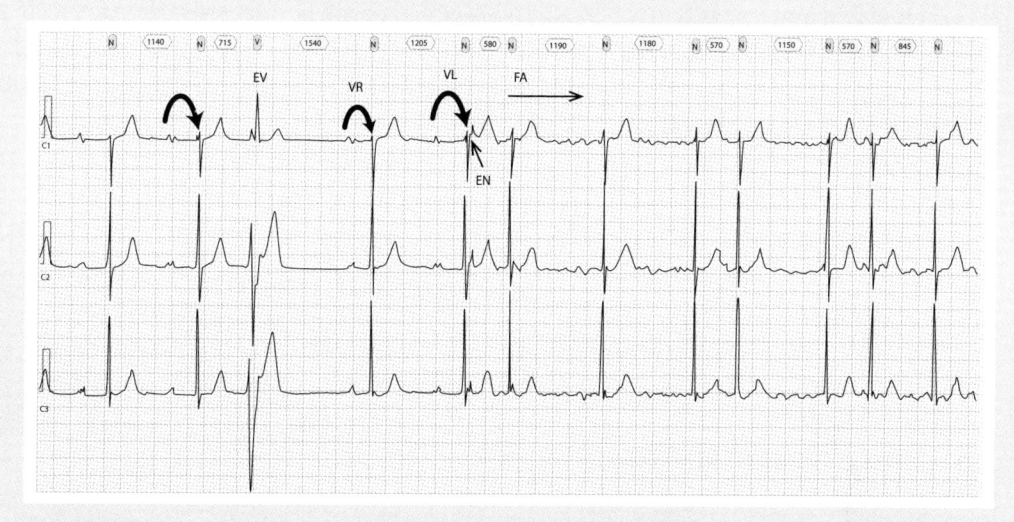

TRAÇADO 4 Após uma EV ocorre um encurtamento do PR (VR). A próxima condução AV ocorre com um acréscimo acima de 50 ms (VL) seguido de um EN. Na sequência, ocorre o desencadeamento de FA.

AV: atrioventricular; EN: eco nodal; EV: extrassístole ventricular; FA: fibrilação atrial; VL: via lenta; VR: via rápida.

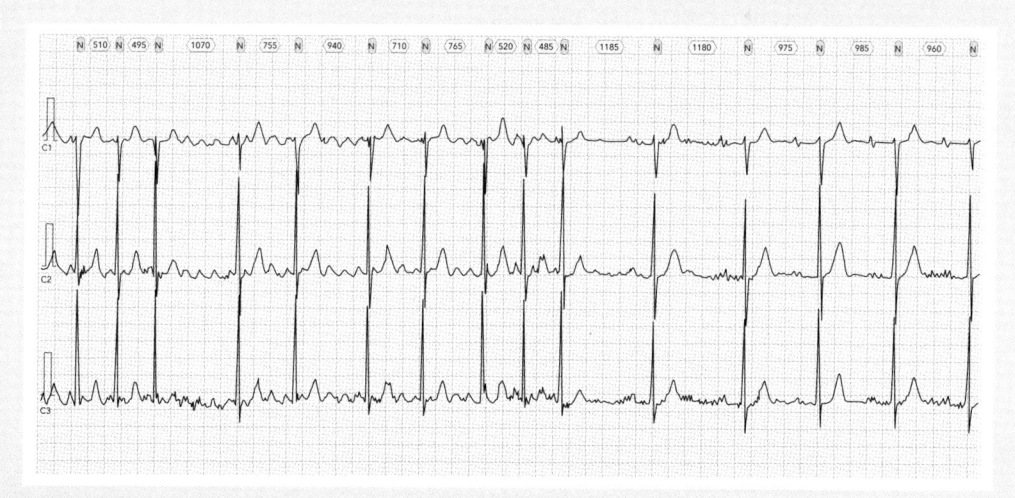

TRAÇADO 5 Término da FA.

FA: fibrilação atrial.

COMENTÁRIOS

A taquicardia por reentrada nodal (TRN) é caracterizada por duas vias de condução no nó atrioventricular (AV) com propriedades eletrofisiológicas distintas. A via rápida conduz rapidamente e apresenta período refratário longo, já a via lenta conduz lentamente e apresenta período refratário curto. Essas diferenças permitem que uma extrassístole atrial alcance a via rápida na refratariedade e passe a conduzir pela via lenta. Uma vez que o tempo de condução por essa via é suficientemente longo para permitir a recuperação da condução pela via rápida, é por ela que o impulso pode retornar e concluir o circuito de reentrada, o que se denomina eco nodal. A continuidade desse fenômeno é o que permite o desencadeamento da TRN.

Nos exames de Holter, variações abruptas do intervalo PR acima de 50 ms, principalmente após extrassístoles atriais, podem denunciar a presença de dupla via de condução nodal.

A associação entre TRN e fibrilação atrial (FA) é conhecida, porém raramente documentada no Holter. Uma vez que fique estabelecida a correlação entre as duas arritmias, a simples eliminação da via lenta nodal, através da ablação por cateter, pode prevenir a recorrência da FA.

CONCLUSÕES

- Variação do intervalo PR condizente com dupla via de condução nodal.
- Episódios de taquicardia supraventricular sugestivos de TRN.
- Episódio de degeneração da TRN para FA.

DUPLO PASSO NODAL

- N.A.M., 58 anos, sexo masculino, hipertenso, diabético.
- Palpitações frequentes e dispneia aos esforços.

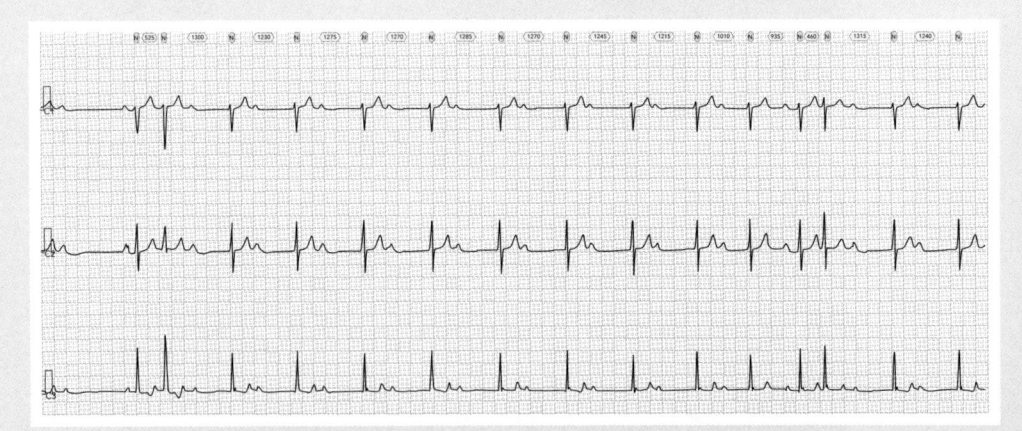

TRAÇADO 1   Durante o sono, condução predominante pela via lenta nodal gerando intervalo PR bastante prolongado.

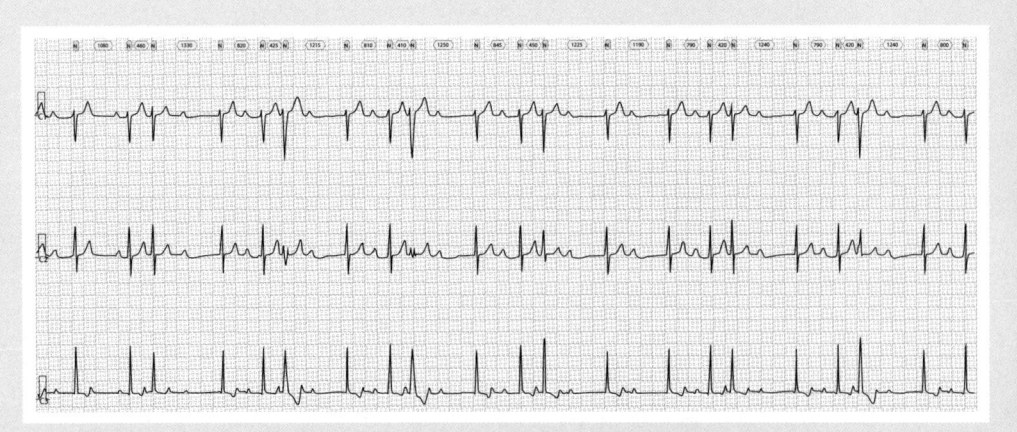

TRAÇADO 2   A condução ora se faz pela via lenta ora pelas duas vias (lenta e rápida), fazendo com que o duplo passo ocorra na frequência de 2:1. Observar que o segundo QRS do duplo passo apresenta graus variados de aberrância de condução pelo ramo esquerdo.

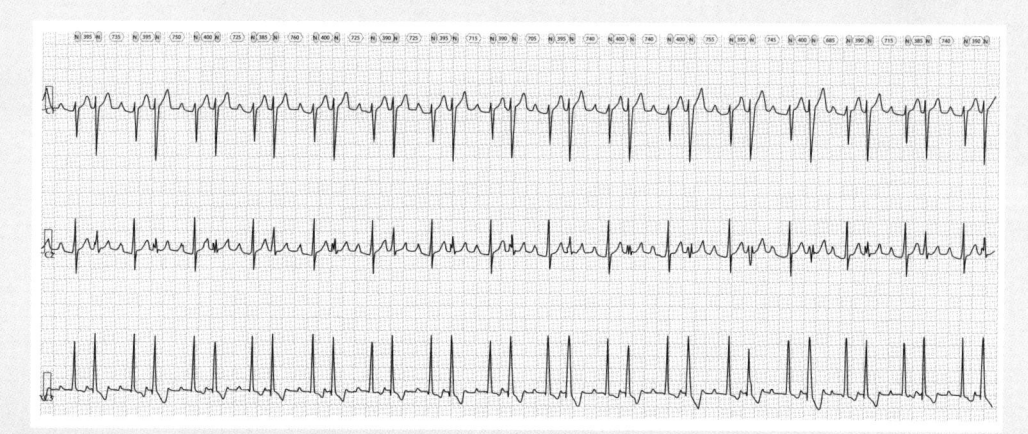

TRAÇADO 3 Uma única onda P gera dois complexos QRS (duplo passo nodal) de forma repetitiva, gerando uma irregularidade regular no traçado.

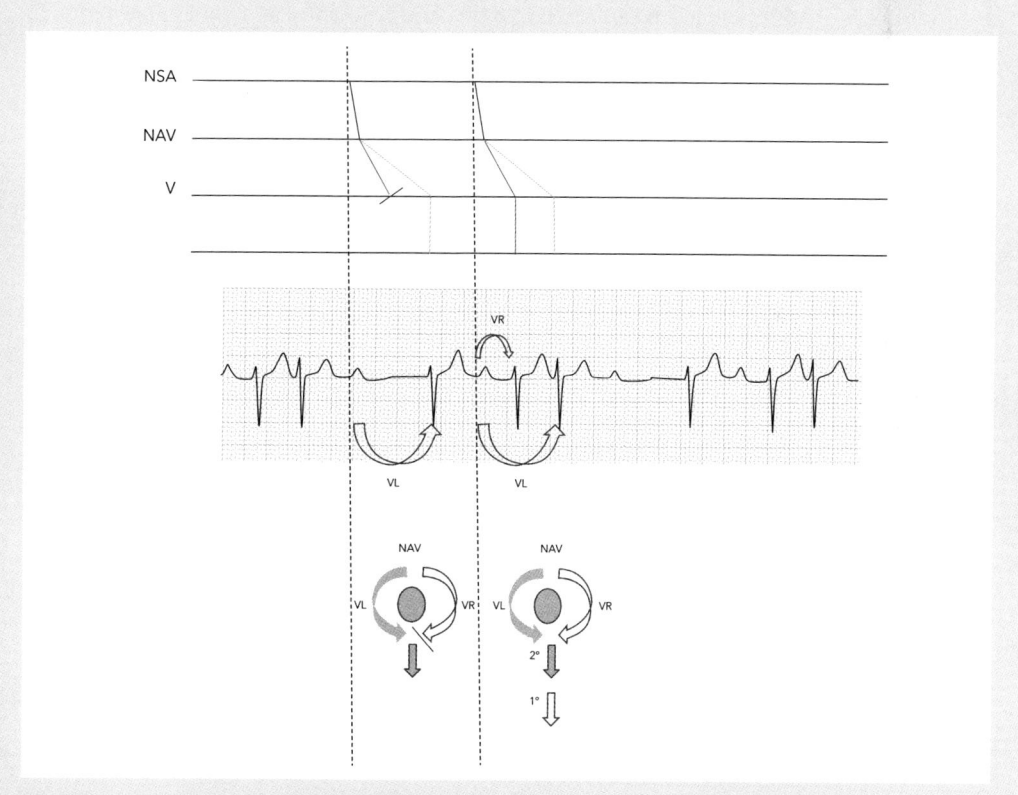

FIGURA 1 Ampliação do Traçado 2 com demonstração da presença das duas vias de condução nodal e da alternância de condução, que ora se faz exclusivamente pela via lenta ora pela dupla via gerando o duplo passo nodal.

NAV: nó atrioventricular; NSA: nó sinusal; V: ventrículos; VL: via lenta; VR: via rápida.

COMENTÁRIOS

O entendimento das propriedades anatômicas e fisiológicas do nó atrioventricular foi fundamental para o desenvolvimento de conceitos terapêuticos para bradicardia e taquicardia no século XX. Hoje, sabe-se que o NAV pode ser dissociado funcionalmente, em razão da presença de vias de condução com características eletrofisiológicas distintas denominadas vias rápida (condução rápida e período refratário longo) e lenta (condução lenta e período refratário curto). A existência da dupla via de condução nodal é um pré-requisito para o desencadeamento da taquicardia por reentrada nodal, responsável por 60% dos episódios de taquicardias supraventriculares paroxísticas. O reconhecimento da dupla via nodal se faz pela presença de "salto nodal," um acréscimo de 50 ms no intervalo PR durante estimulação atrial decremental. Por outro lado, a dupla via nodal pode ser responsável por um fenômeno relativamente raro denominado duplo passo nodal, em que uma única onda P é conduzida anterogradamente pelas duas vias de condução nodal, gerando dois QRS. Para que o duplo passo ocorra é crucial que o período refratário efetivo do sistema His-Purkinje seja inferior ao tempo de condução entre as vias rápida e lenta. O eletrocardiograma é fundamental na suspeita diagnóstica, muitas vezes confirmada pelo estudo eletrofisiológico. A diferenciação deve ser feita com extrassístoles supraventriculares, fibrilação atrial e ritmo juncional.

CONCLUSÕES

- Dupla via nodal com fenômeno de duplo passo nodal (1 onda P gera 2 QRS).
- Períodos de condução exclusiva pela via lenta nodal caracterizados por intervalo PR muito prolongado.

SÍNDROME DE WOLFF-PARKINSON-
-WHITE

▸ J.A.S., 23 anos, sexo masculino.

▸ Crises frequentes de palpitações.

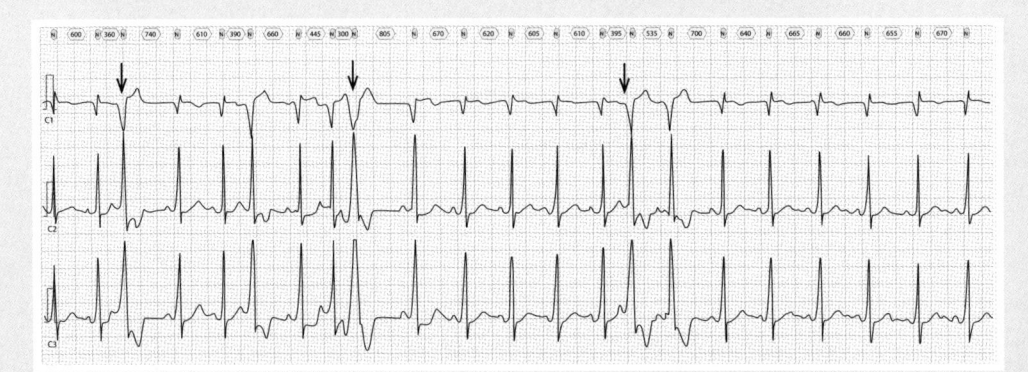

TRAÇADO 1 Ritmo sinusal com sinais de pré-excitação ventricular (PR curto e onda delta). Extrassístoles ventriculares (setas).

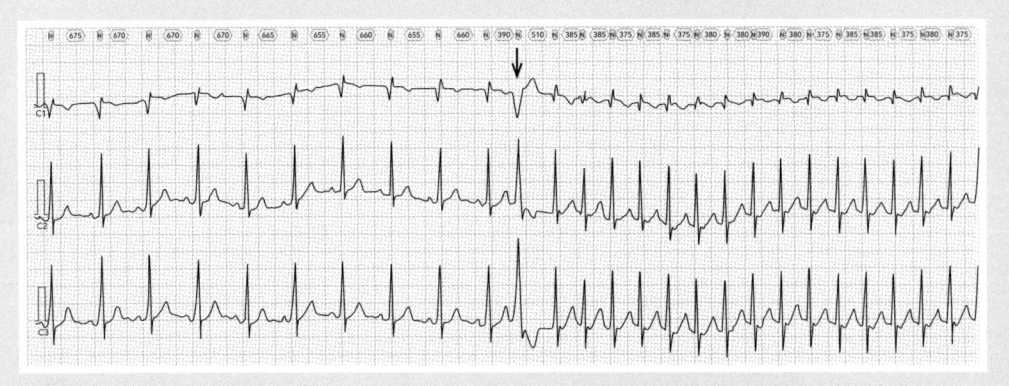

TRAÇADO 2 Uma extrassístole ventricular (seta) desencadeia uma taquicardia atrioventricular.

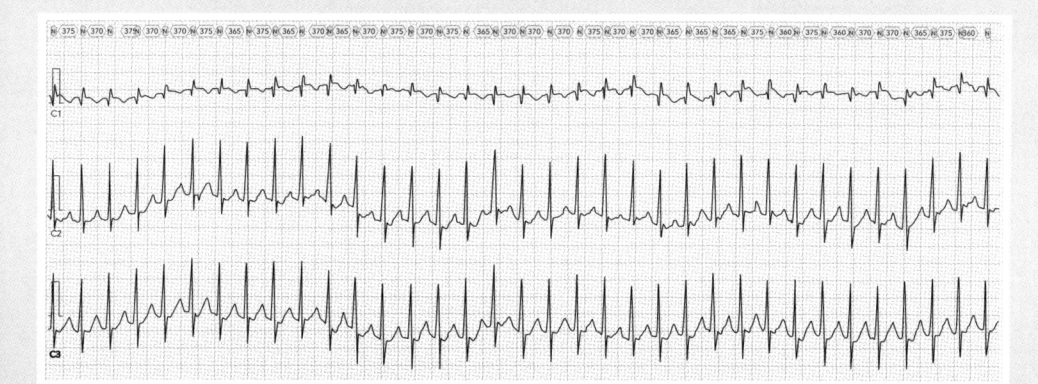

TRAÇADO 3 Taquicardia atrioventricular com FC em torno de 160 bpm (QRS estreito, RP' curto).

FC: frequência cardíaca.

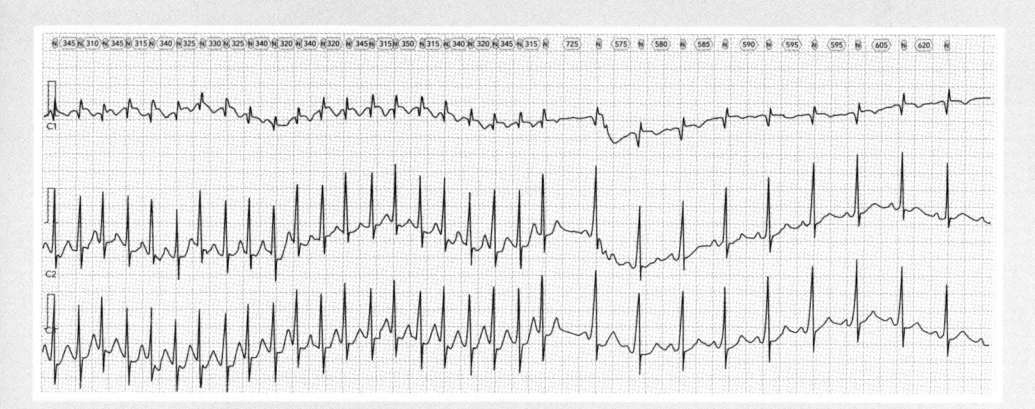

TRAÇADO 4 Término da taquicardia atrioventricular.

COMENTÁRIOS

A síndrome de Wolff-Parkinson-White é caracterizada por sinais de pré-excitação ventricular no eletrocardiograma associados a episódios de taquicardia. A via acessória, um feixe muscular que conecta os átrios e ventrículos através do anel atrioventricular, compõe o pano de fundo dessa síndrome arrítmica. Essa via possibilita ativação dos ventrículos antes do previsto, ocasionado encurtamento do intervalo PR e empastamento inicial do QRS (onda delta), além de predispor ao desencadeamento de episódios de taquicardias envolvendo os átrios e ventrículos, que são denominadas taquicardias atrioventriculares (TAV).

O que define a morfologia do QRS nas TAV é a alça anterógrada do circuito. Em 90% dos casos são ortodrômicas (a condução atrioventricular é feita pelo sistema His-Purkinje) e a duração do QRS é estreita. No restante, são antidrômicas (condução anterógrada é feita pela via acessória) e apresentam QRS alargado, dificultando o diagnóstico diferencial com taquicardia ventricular.

Como se pode observar neste caso, após uma extrassístole ventricular, a condução para os átrios ocorreu pela via acessória e retornou aos ventrículos pelo nó atrioventricular e sistema His-Purkinje, fechando o circuito da arritmia. A repetição desse fenômeno possibilitou a manutenção da taquicardia.

CONCLUSÕES

- Pré-excitação ventricular com episódios de taquicardia supraventricular.
- Síndrome de Wolff-Parkinson-White.

PRÉ-EXCITAÇÃO VENTRICULAR INTERMITENTE

▸ J.F.S., 28 anos, sexo masculino.

▸ Assintomático.

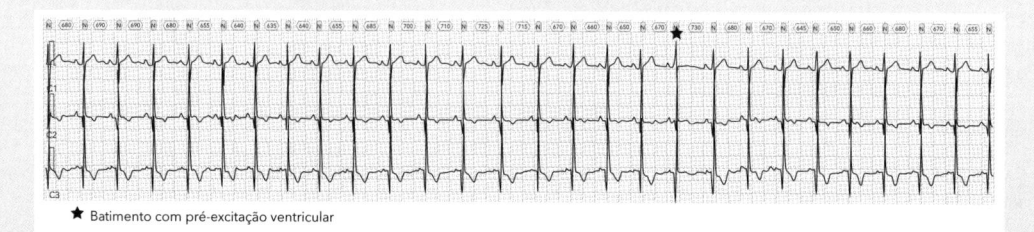

★ Batimento com pré-excitação ventricular

TRAÇADO 1   Ritmo sinusal, ciclos RR inferiores a 700 ms. Apenas um batimento com PE ventricular.

PE: pré-excitação.

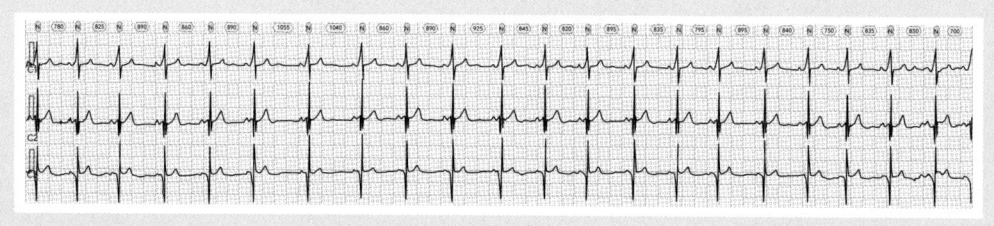

TRAÇADO 2   Ritmo sinusal, ciclo RR acima de 800 ms. Todos os batimentos com PE ventricular.

PE: pré-excitação.

COMENTÁRIOS

O Holter é um dos principais exames utilizados na avaliação de pacientes com pré-excitação (PE) ventricular. O comportamento da via acessória ao longo das 24 horas pode auxiliar na estratificação de risco. A PE ventricular é caracterizada pela presença de intervalo PR curto, alargamento do QRS, alterações da repolarização ventricular e onda delta, a característica mais marcante. A condução pela via acessória pode ocorrer de forma persistente ou intermitente. O período refratário anterógrado da via acessória é que define o comportamento da condução atrioventricular (AV). Nos casos em que o período refratário é longo, a condução AV ocorre preferencialmente pelo nó AV, do contrário, a condução ocorrerá pela via acessória.

Neste caso, observa-se que no Traçado 1, no qual os ciclos são inferiores a 700 ms, a PE ventricular aparece esporadicamente (apenas um batimento no traçado). Já no Traçado 2, em que os ciclos são superiores a 800 ms, manifesta-se de forma constante. Isso indica que o período refratário da via acessória é longo e que frequências cardíacas superiores a 120 bpm (ciclos de aproximadamente 700 ms ou menos) já impedem a condução por esta via.

A intermitência da condução é considerada uma condição de baixo risco para o desencadeamento de arritmias potencialmente graves na síndrome de Wolff-Parkinson-White, devendo ser valorizada na estratificação desses pacientes.

CONCLUSÕES

- Ritmo sinusal.
- PE ventricular intermitente.

PRÉ-EXCITAÇÃO VENTRICULAR E INFRADESNIVELAMENTO DE ST

▸ W.A.S., 24 anos, sexo masculino.

▸ Assintomático.

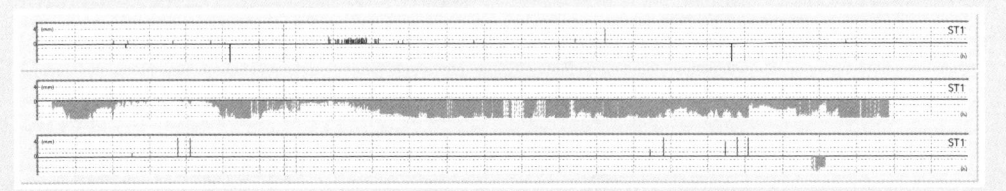

FIGURA 1   Gráfico do segmento ST. Presença de infradesnivelamento significativo do segmento ST no canal 2.

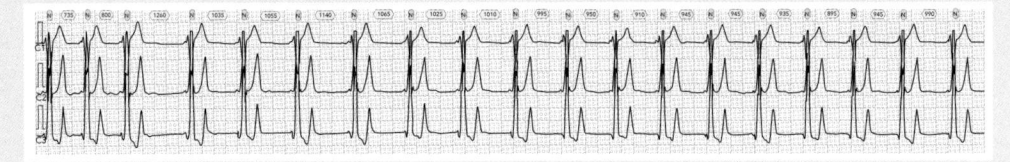

TRAÇADO 1   Ritmo sinusal com intervalo RR variando entre 900 e 1.000 ms. Não há infradesnivelamento do segmento ST.

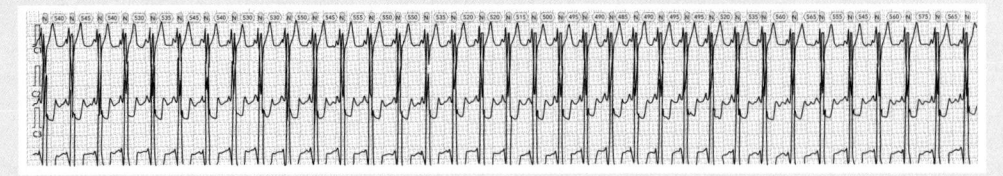

TRAÇADO 2   Diminuição do intervalo RR com ciclos entre 500 e 550 ms. Infradesnivelamento significativo do segmento ST no canal 2.

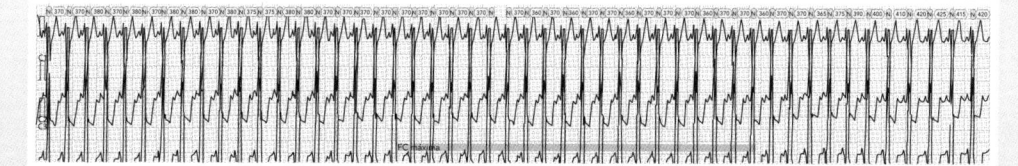

TRAÇADO 3 Taquicardia sinusal com acentuação do infradesnivelamento do segmento ST no canal 2. O gráfico do segmento ST mostra infradesnivelamento importante de ST na maior parte do tempo neste canal.

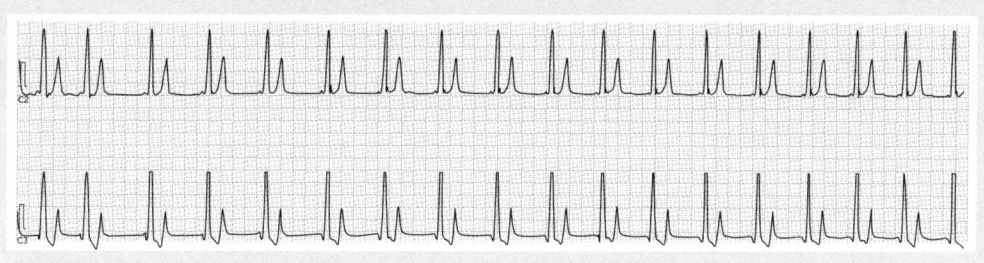

TRAÇADO 4 Registro do ECG ampliado com presença de intervalo PR curto, empastamento inicial do QRS, aumento da duração do intervalo QRS e alterações da repolarização ventricular (canal 3), alterações típicas de pré-excitação ventricular.

ECG: eletrocardiograma.

COMENTÁRIOS

O Holter é uma das ferramentas diagnósticas mais utilizadas para detecção de isquemia miocárdica silenciosa, definida pela presença de infradesnivelamento do segmento ST maior que 1 mm, com duração mínima de 1 minuto. Geralmente ocorre no início da manhã e final de tarde, períodos em que a incidência de infarto agudo do miocárdio e morte súbita são reconhecidamente maiores. Os episódios são precedidos de elevações transitórias da frequência cardíaca e costumam ser recorrentes e prolongados. É possível quantificar a duração e o número de episódios de isquemia silenciosa pelo gráfico do segmento ST e pela tabela de ST, oferecidos por alguns *softwares* de análise de Holter. A presença de situações que alteram a repolarização ventricular, como a hipertrofia miocárdica, bloqueios de ramo e pré-excitação ventricular, assim como o uso de alguns medicamentos (p. ex., digitálico), inviabilizam a detecção de isquemia miocárdica no Holter.

Neste caso, a elevação da frequência cardíaca (FC) na presença de pré-excitação ventricular acentuou as alterações da repolarização ventricular e provocou infradesnivelamento significativo do segmento ST, simulando longos períodos de isquemia silenciosa.

CONCLUSÕES

- Ritmo sinusal.
- Presença de pré-excitação ventricular.
- Infradesnivelamento significativo do segmento ST durante períodos de maior elevação da FC.
- Análise de isquemia silenciosa prejudicada pela presença de pré-excitação ventricular.

SÍNDROME "BRADI-TAQUI"

- ▸ M.A.M., 70 anos, sexo feminino, hipertensa.
- ▸ Relato de pré-síncopes.

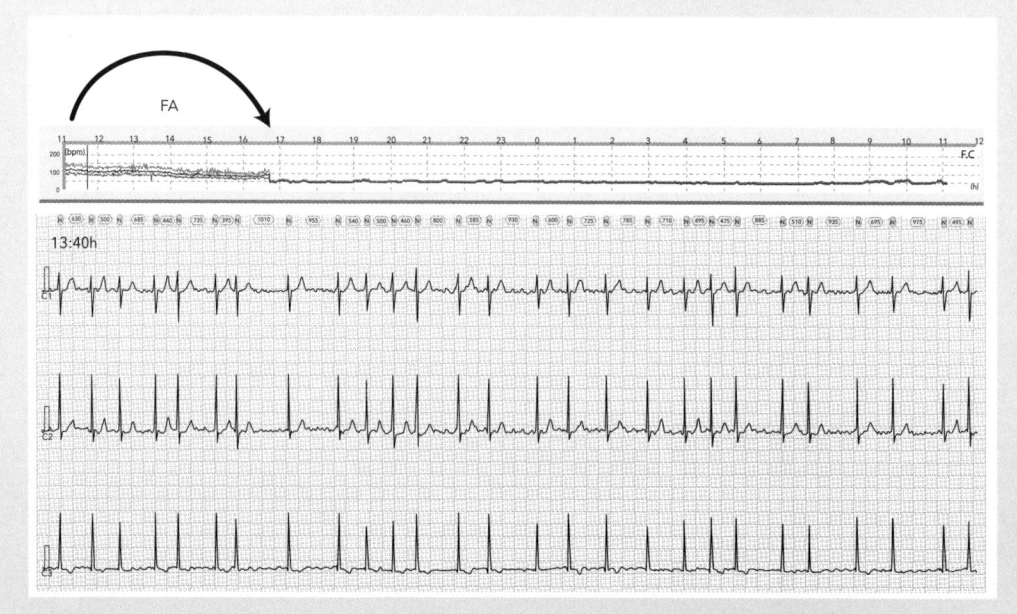

TRAÇADO 1 Fibrilação atrial. No gráfico, o período de FA corresponde ao início do exame até as 16h40min. No restante do registro a FC permanece entre 40 e 60 bpm.

FA: fibrilação atrial; FC: frequência cardíaca.

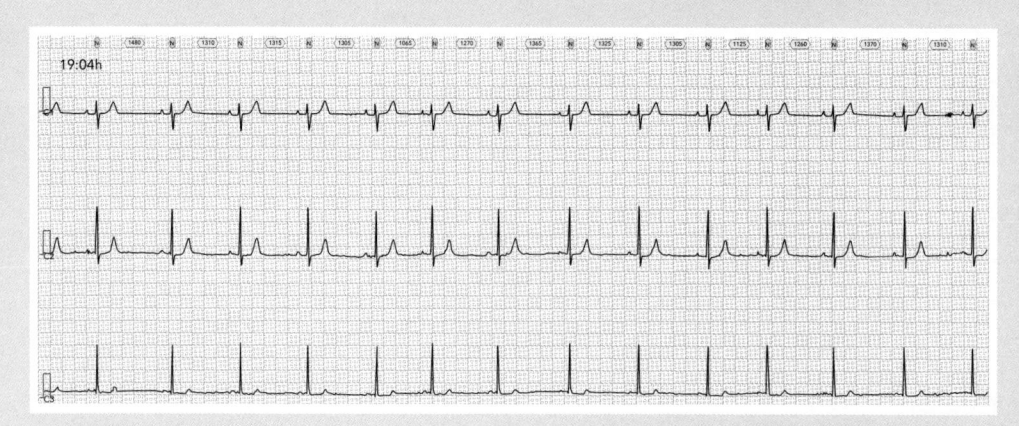

TRAÇADO 2 Bradicardia sinusal.

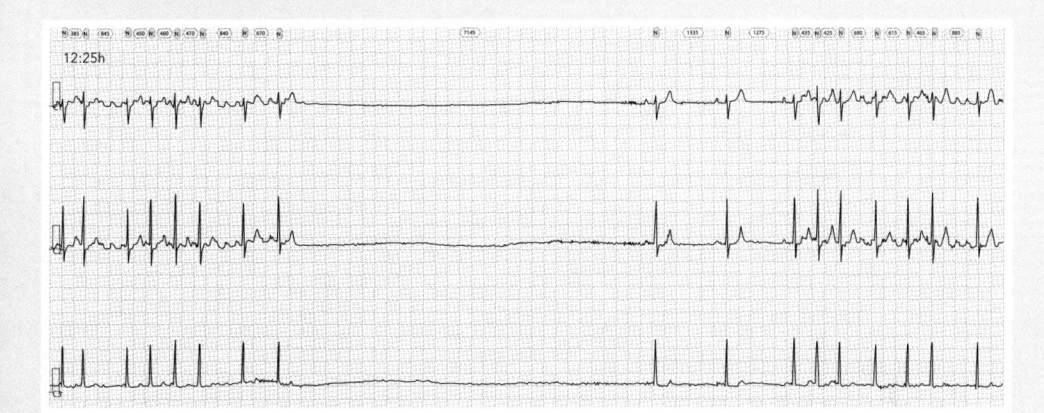

TRAÇADO 3   Após interrupção da FA ocorre uma pausa de 7,1 segundos interrompida por 3 batimentos sinusais com FC baixa. Logo a seguir a FA recomeça. Nesse momento, a paciente relatou tontura.

FA: fibrilação atrial; FC: frequência cardíaca.

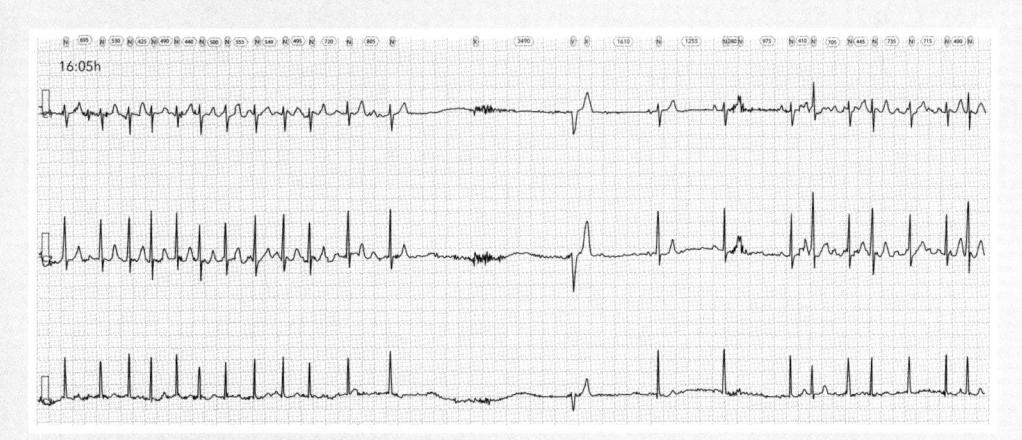

TRAÇADO 4   Outra pausa após término da FA, desta vez interrompida por um escape ventricular. Em seguida, após curto período de bradicardia sinusal, a FA recomeça. Novamente houve relato de tontura.

FA: fibrilação atrial.

COMENTÁRIOS

A disfunção do nó sinusal pode se apresentar de algumas formas no Holter. A bradicardia é a manifestação inicial. Pausas sinusais, ritmos de substituição e bloqueios sinoatriais também podem ocorrer. A etiologia é ampla e vai do uso de medicamentos, passando por diversas cardiopatias, até a própria degeneração do nó sinusal, sua causa mais comum e a principal indicação de marca-passo definitivo nos idosos. Um dos extremos da disfunção do nó sinusal é conhecido por síndrome "bradi-taqui", caracterizada por períodos de bradicardia intercalados por taquiarritmias supraventriculares (geralmente fibrilação e *flutter* atrial), seguidos de pausas sinusais importantes e sintomas de baixo débito cerebral.

Neste caso, podemos observar pelo gráfico de 24 horas que o paciente inicia o exame em fibrilação atrial (FA), por volta das 11h. É possível notar que a FA se mantém até 16h40min aproximadamente, quando ocorre uma queda abrupta da frequência cardíaca (FC). No restante do registro, o ritmo bradicárdico predomina (FC entre 40 e 60 bpm). Todas as pausas ocorrem após interrupção da FA, são muito prolongadas e acompanhadas de sintomas, demonstrando disfunção importante do nó sinusal.

CONCLUSÕES

- Ritmo predominantemente sinusal e bradicárdico com período de fibrilação atrial paroxística (entre 11h e 16h40min).
- Pausas sinusais significativas após interrupção da FA (síndrome "bradi-taqui").
- Correlação entre o sintoma "tontura" e pausa sinusal significativa.

BLOQUEIO SINOATRIAL TIPO I

- J.A.R., 72 anos, sexo masculino, hipertenso e diabético.
- Tonturas e mal-estar.

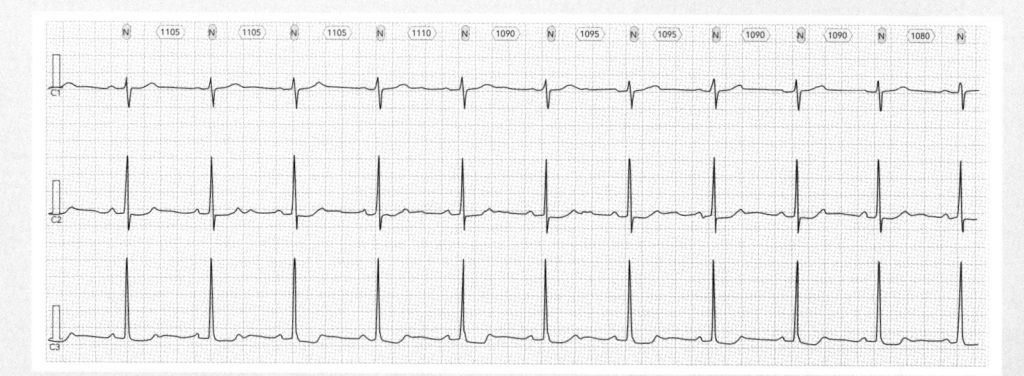

TRAÇADO 1   Ritmo sinusal. FC entre 50 e 60 bpm.

FC: frequência cardíaca.

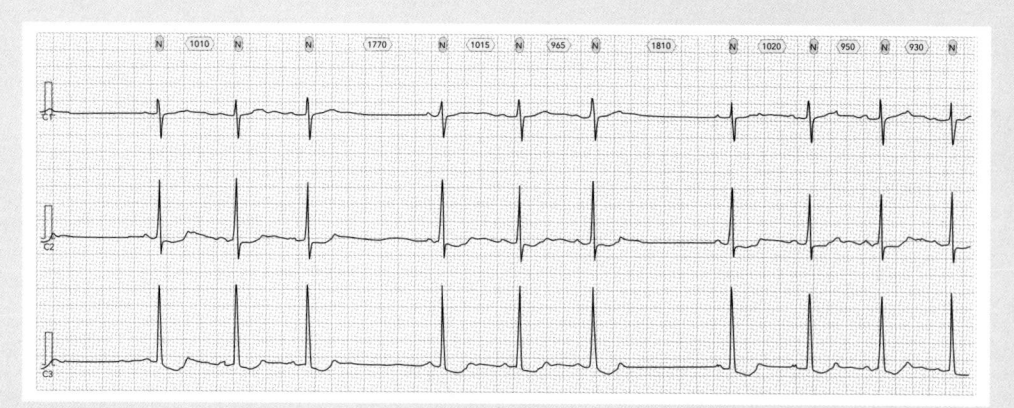

TRAÇADO 2   Ritmo sinusal. As duas pausas no traçado são precedidas de encurtamento progressivo dos ciclos PP e os intervalos são inferiores ao dobro do ciclo PP anterior, sugestivas de bloqueio sinoatrial de segundo grau do tipo I.

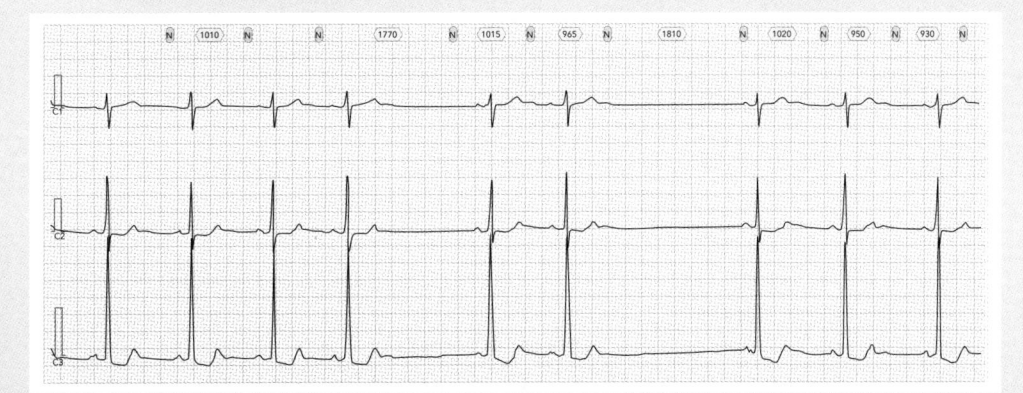

TRAÇADO 3   A pausa de 1,87 segundo corresponde a um bloqueio sinoatrial de segundo grau do tipo I.

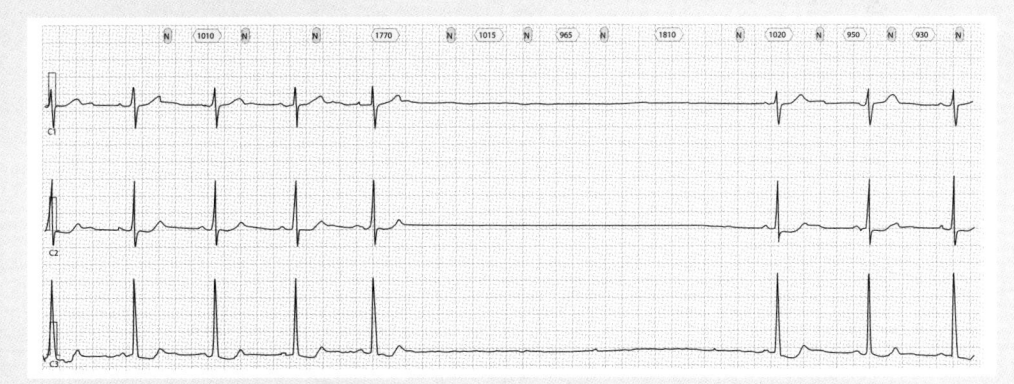

TRAÇADO 4   No mesmo exame, nota-se pausa de 5,3 segundos.

COMENTÁRIOS

O nó sinusal é formado por dois tipos de células. As primeiras, denominadas células P, são responsáveis pela formação do impulso sinusal. Já as células T são responsáveis pela transmissão do impulso sinusal para o átrio direito. Falhas nas células P provocam pausas sinusais e falhas nas células T, podendo levar a bloqueios de saída do impulso sinusal, conhecidos como bloqueios sinoatriais (BSA). As pausas são caracterizadas pela completa ausência das ondas P e não guardam nenhuma relação matemática com o ciclo sinusal, podendo durar segundos até minutos. Já nos BSA, as pausas apresentam correlação com a duração dos ciclos sinusais anteriores. São classificados em 1º, 2º e 3º graus; porém, apenas os BSA de 2º grau podem ser identificados pelo eletrocardiograma (ECG). Podem ser divididos da seguinte forma:

- Bloqueio sinoatrial do tipo I: atraso progressivo na transmissão do impulso sinusal até que um deles seja bloqueado. No ECG, observa-se um encurtamento progressivo do ciclo PP, seguido de uma pausa com duração inferior a duas vezes o ciclo PP precedente.
- Bloqueio sinoatrial do tipo II: o intervalo PP, que é fixo, subitamente sofre uma pausa com duranção equivalente ao dobro do ciclo PP ou múltipla deste.

O BSA do tipo I pode ser facilmente confundido com arritmia sinusal. A presença de outras alterações que denotem disfunção do nó sinusal durante o exame pode ajudar a esclarecer o diagnóstico.

CONCLUSÕES

- Pausas sinusais sugestivas de bloqueio sinoatrial de segundo grau do tipo I.
- Pausas sinusais significativas com até 5,3 segundos.

DOENÇA DE CHAGAS, ESCAPES JUNCIONAIS NO SONO

> M.S.N., 54 anos, sexo feminino, sorologia positiva para Chagas, assintomática.

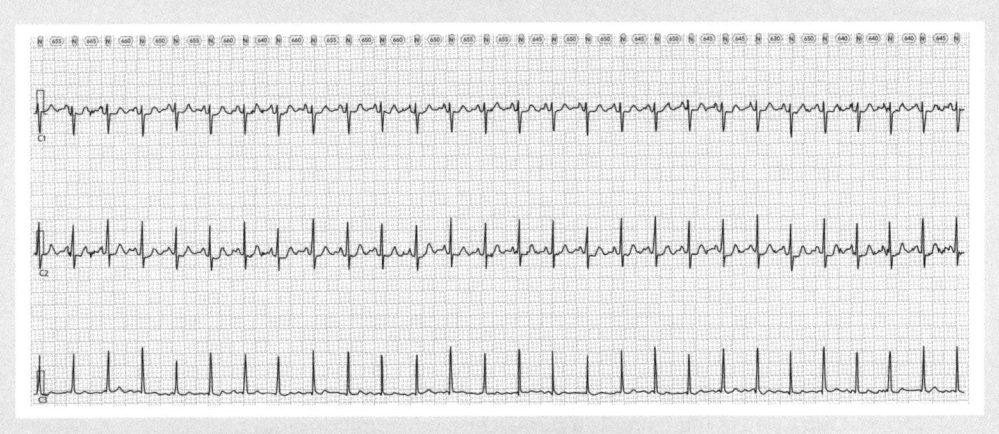

TRAÇADO 1 Ritmo sinusal com FC em torno de 100 bpm na vigília.

FC: frequência cardíaca.

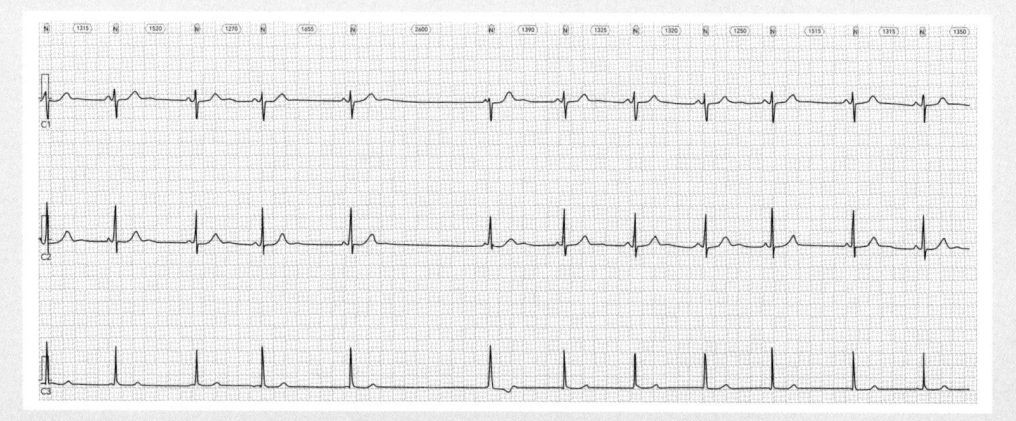

TRAÇADO 2   Durante o sono. Bradicardia sinusal, pausa de 2,6 segundos interrompida por escape juncional.

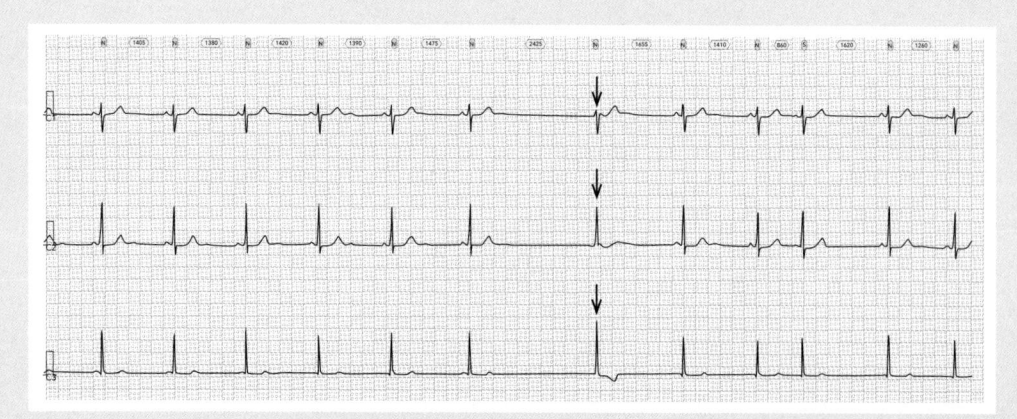

TRAÇADO 3   Outra pausa interrompida por escape juncional durante o sono.

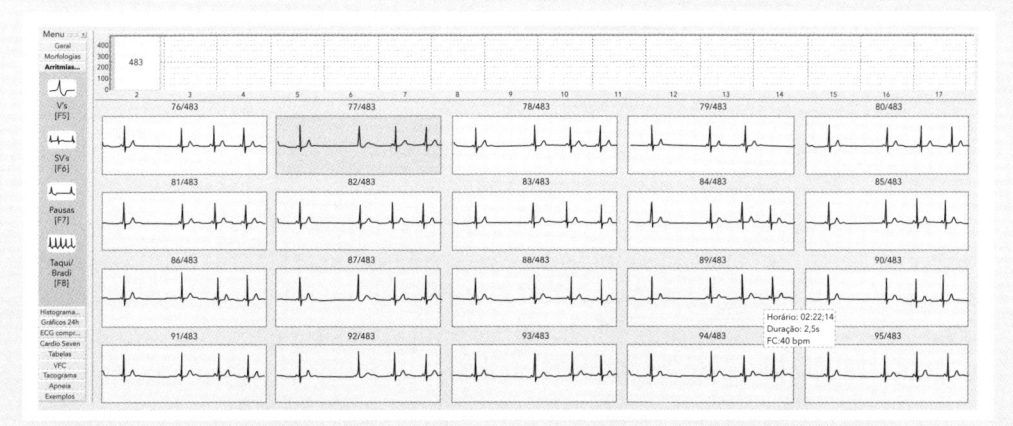

FIGURA 1   Total de 483 pausas registradas.

Horário	FC(min)	FC (med)	FC (max)	Nº Qrs	Taq V	V Par	V Iso	V Big	Epis Big	V Tot	Taq SV	SV Par	SV Iso	SV Tot	Pausas	MP	MP(%)
08:35	39	61	83	1.387			1			1			7	7			
09:00	36	59	94	3.371			1			1	1		18	21			
10:00	52	72	96	4.229			3			3			5	5			
11:00	54	65	78	3.856			1			1			4	4			
12:00	55	63	78	3.731			4			4			6	6			
13:00	45	61	82	3.633								1	4	6			
14:00	56	67	81	3.961			2			2			9	9			
15:00	54	65	90	3.840			1			1			16	16			
16:00	54	62	73	3.680									4	4			
17:00	43	63	89	3.743			3			3	1	1	10	15			
18:00	50	64	82	3.810									4	4			
19:00	52	65	86	3.846							2	1	3	11			
20:00	52	62	77	3.684									7	7			
21:00	49	58	75	3.458			1			1			5	5			
22:00	49	62	79	3.697									4	4			
23:00	44	59	74	3.482								1	6	8			
00:00	38	48	72	2.867			2			2			9	9			
01:00	33	42	52	2.505			1			1			8	8	137		
02:00	32	42	71	2.460									7	7	224		
03:00	32	43	65	2.575			5			5			7	7	102		
04:00	35	48	71	2.860			1			1	1		5	9	20		
05:00	44	57	92	3.335									9	9			
06:00	43	51	82	3.032			1			1			1	1			
07:00	42	61	81	1.711							1		2	5			
Totais	32	58	96	78.753			27			27	6	4	160	187	483		

FIGURA 2   Observar que todos os episódios de pausas foram registrados entre 1h e 4h.

COMENTÁRIOS

O nó sinusal (NSA) é considerado o marca-passo natural do coração. Por meio de uma completa interação com o sistema nervoso autônomo, é capaz de modular a frequência cardíaca de acordo com as necessidades fisiológicas do indivíduo. Outras estruturas no sistema de condução cardíaco também apresentam capacidade de gerar despolarizações espontâneas, porém em uma frequência de disparo menor. Diante da diminuição crítica do automatismo do NSA, essas estruturas atuariam como marca-passos subsidiários na tentativa de suprir as demandas da frequência cardíaca (FC). Na hierarquia do sistema de condução, o nó atrioventricular é o substituto imediato do NSA. Por isso, é comum observar escapes juncionais interrompendo pausas sinusais precedidas de períodos de bradicardia. Por outro lado, a presença dessas alterações apenas em determinados períodos do dia pode se justificar apenas pela maior ação vagal naquele momento, sem implicar em disfunção patológica do NSA. Provavelmente é o caso deste paciente, pois além de demonstrar FC adequada durante a vigília, pode-se averiguar que todas as pausas sinusais ocorreram durante o sono (entre 1h e 4h), período em que a ação da inervação parassimpática predomina.

CONCLUSÕES

- Ritmo sinusal com automatismo preservado durante a vigília.
- Pausas sinusais frequentes durante o sono, interrompidas por escape juncional.

RITMO JUNCIONAL
E CAPTURA SINUSAL

- ► A.M.N., 23 anos, sexo masculino.

- ► Palpitações e dispneia aos esforços.

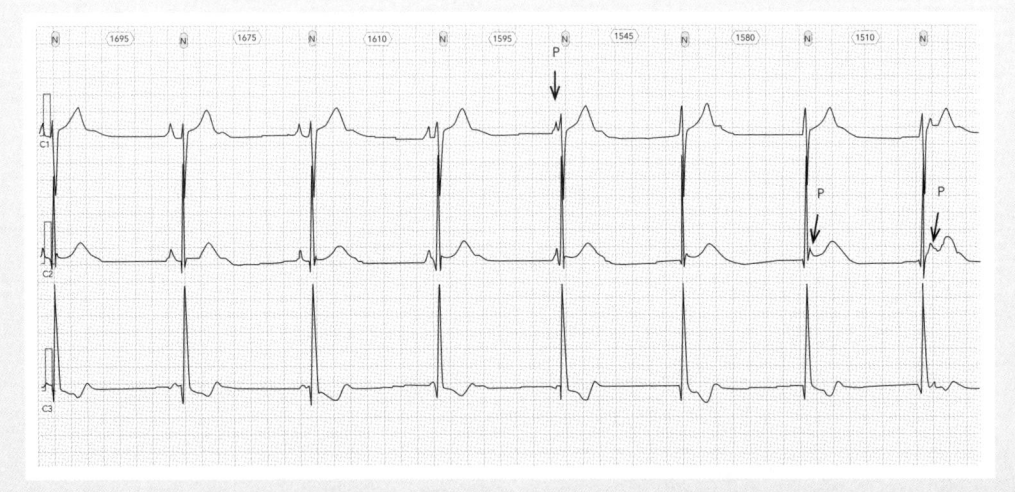

TRAÇADO 1 Bradicardia sinusal importante nos primeiros batimentos (FC < 40 bpm). No 4º batimento, há um encurtamento do intervalo PR e do ciclo RR, revelando o início do ritmo juncional. Nos quatro batimentos seguintes, a onda P aparece dentro ou logo após o QRS.
FC: frequência cardíaca.

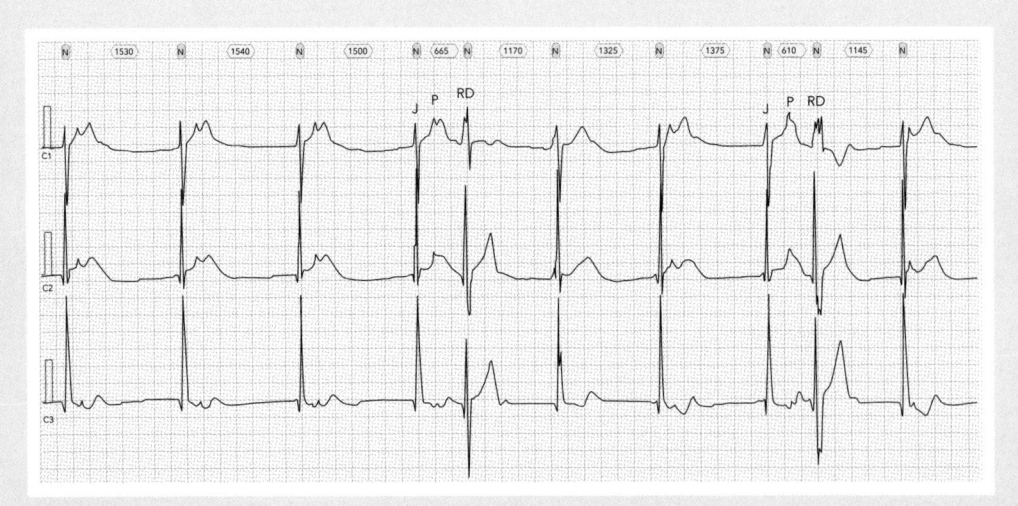

TRAÇADO 2 Ritmo juncional. A onda P aparece positiva após o QRS. O ciclo PP é maior que o ciclo RR. O 5º e o 9º batimentos têm morfologia de bloqueio do ramo direito e são conduzidos com bloqueio AV de primeiro grau. O aumento da duração do intervalo PR é provocado pela alteração do período refratário no nó AV pelo próprio ritmo juncional.
AV: atrioventricular.

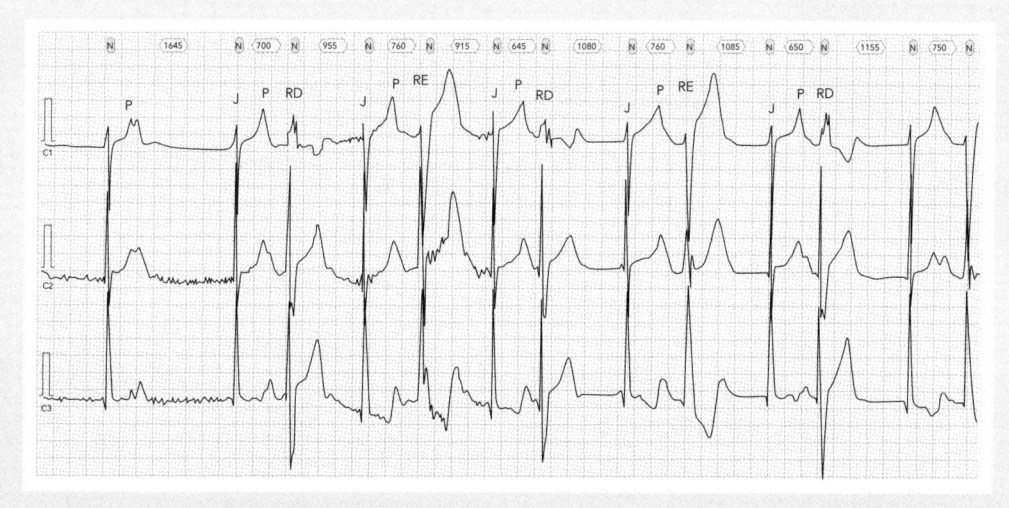

TRAÇADO 3   Novamente ritmo juncional. Neste traçado é possível observar que para cada batimento juncional ocorre uma condução AV (captura sinusal) com bloqueio AV de primeiro grau, com aberrâncias de condução pelos ramos direito e esquerdo de forma alternada.

AV: atrioventricular; J: juncional; P: onda P; RD: ramo direito; RE: ramo esquerdo.

COMENTÁRIOS

Quando o nó sinoatrial (NSA) perde a capacidade de automatismo, ritmos de suplência podem surgir na tentativa de suprir a demanda dos batimentos cardíacos. Na hierarquia do sistema de condução, a junção atrioventricular (AV) é a primeira a se ativar frente à perda de comando do NSA, por isso, o ritmo juncional (RJ) é considerado seu substituto imediato. É comum haver ativação retrógrada do átrio durante o RJ. A dissociação entre os dois ritmos é menos comum e, quando acontece, eventuais batimentos sinusais podem gerar uma condução AV, o que se denomina captura sinusal. Visto que a junção AV acaba de ser despolarizada, a condução para os ventrículos geralmente é feita à custa de atrasos no nó AV e no sistema His-Purkinje, facilitando o surgimento de bloqueio AV de primeiro grau e aberrância de condução.

CONCLUSÕES

- Bradicardia sinusal importante com períodos de ritmo juncional.
- Episódios de captura sinusal com bloqueio AV de primeiro grau e aberrância de condução pelos ramos, durante os períodos de ritmo juncional.

RITMO JUNCIONAL ATIVO

▶ B.L.Z., 42 anos, sexo feminino, hipertensa, assintomática.

▶ Taquicardia de QRS largo durante cirurgia de ressecção de neoplasia de mama.

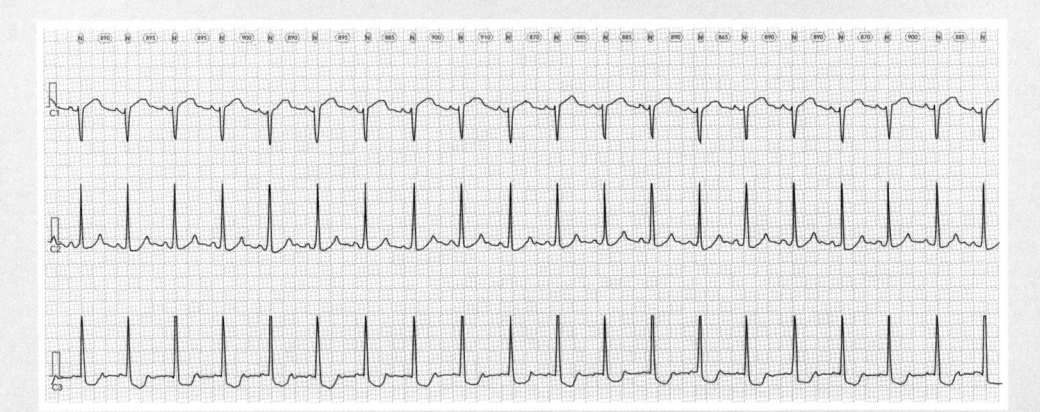

TRAÇADO 1 Ritmo sinusal com FC em torno de 65 bpm.

FC: frequência cardíaca.

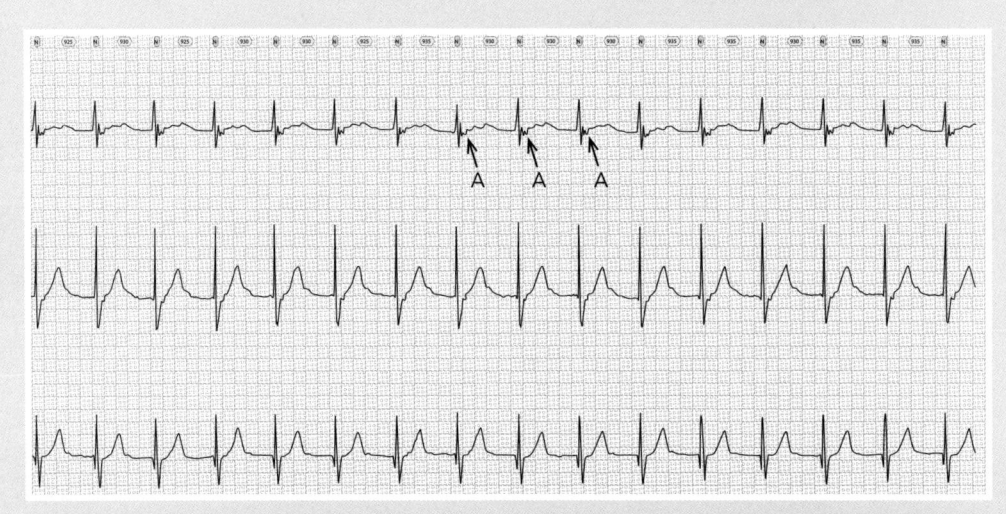

TRAÇADO 2 FC em torno de 65 bpm. Ritmo juncional com ativação A retrógrada. Observar a mudança de morfologia do QRS (Rs no canal 1 e Rs nos canais 2 e 3) sugestivo de atraso de condução pelo ramo direito.

A: atrial; FC: frequência cardíaca.

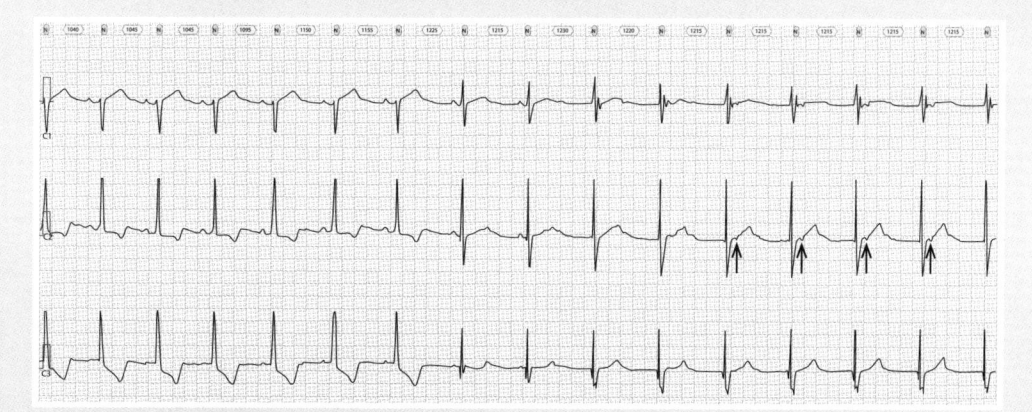

TRAÇADO 3 Transição do ritmo sinusal para ritmo juncional com ativação atrial retrógrada (setas).

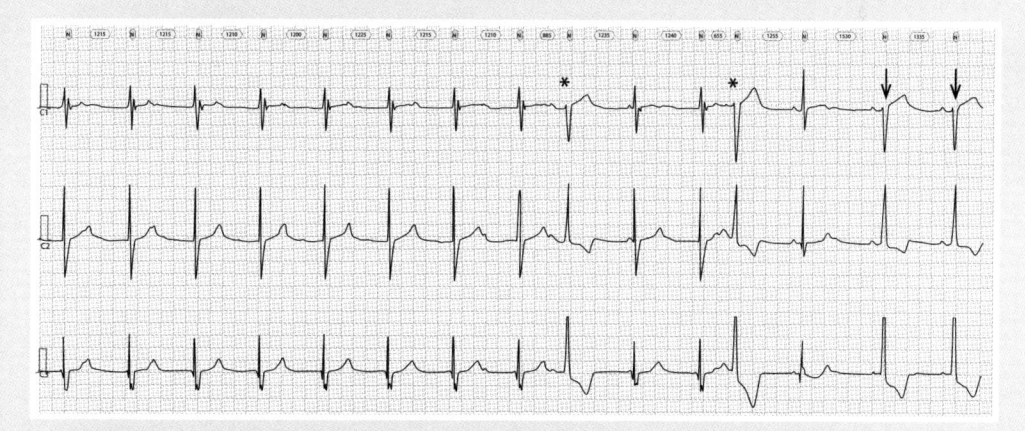

TRAÇADO 4 Início do traçado em ritmo juncional sem condução retrógrada (onda P não visualizada no final do QRS). Batimentos precoces (*) causados por captura sinusal. Observar que são iguais ao ritmo sinusal (setas).

COMENTÁRIOS

O ritmo juncional acelerado ou ativo ocorre quando a frequência de disparo do nó atrioventricular (AV) excede a frequência sinusal. Considera-se um escape juncional quando a frequência cardíaca (FC) é inferior a 60 bpm, sendo geralmente observado diante de disfunções do nó sinusal. Na taquicardia juncional, a FC está acima de 100 bpm e é frequentemente observada durante o pós-operatório de cardiopatia congênita ou em crianças. Já no ritmo juncional acelerado, a FC oscila entre 60 e 100 bpm, podendo estar associado ao uso de medicamentos (p. ex., isoprenalina, beta-2-agonistas, digitálico), isquemia miocárdica e miocardites.

No eletrocardiograma, é possível observar uma irregularidade no ciclo cardíaco ocasionada por variações entre o automatismo da junção AV e o nó sinusal. Geralmente, a morfologia do QRS se mantém, a não ser quando ocorre aberrância de condução por um dos ramos, como se observa neste caso (morfologia de bloqueio de ramo direito). Outro achado bastante comum é a condução retrógrada para os átrios. A onda P aparece logo após ou dentro do QRS com polaridade diferente da observada no ritmo sinusal. A dissociação entre o ritmo juncional acelerado e o ritmo sinusal também é possível e pode facilitar o aparecimento de batimentos de captura sinusal simulando ectopias (ver Traçado 4).

CONCLUSÕES

- Ritmo sinusal intercalado com ritmo juncional acelerado (ativo).
- Episódios de captura sinusal durante o ritmo juncional.

BLOQUEIO ATRIOVENTRICULAR DE 2º GRAU MOBITZ TIPO I (WENCKEBACH)

▶ M.A.F., 48 anos, sexo masculino, hipertenso, assintomático.

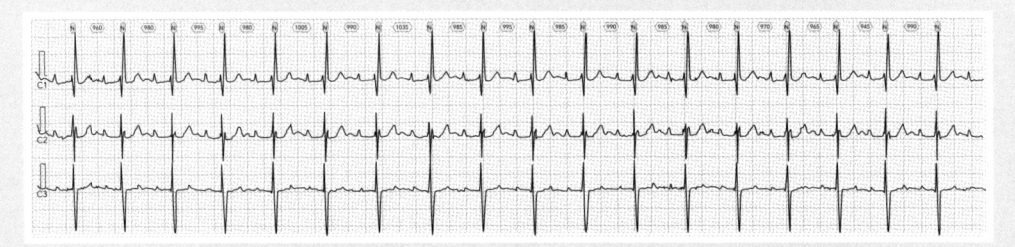

TRAÇADO 1 Ritmo sinusal, bloqueio AV de 1º grau (PR > 0,20 segundo), morfologia de BRD (canal 1 = V1).

AV: atrioventricular; BRD: bloqueio de ramo direito.

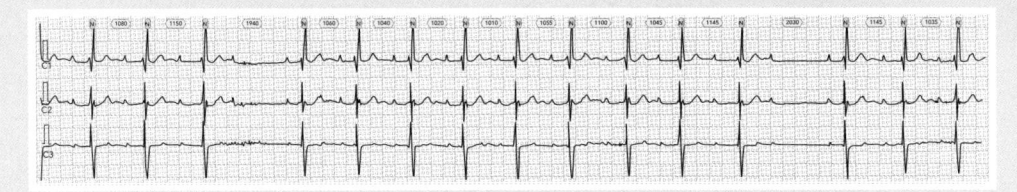

TRAÇADO 2 Ritmo sinusal, morfologia de BRD, episódios de bloqueio AV de 2º grau Mobitz I com pausas inferiores a 2,1 segundos.

AV: atrioventricular; BRD: bloqueio de ramo direito.

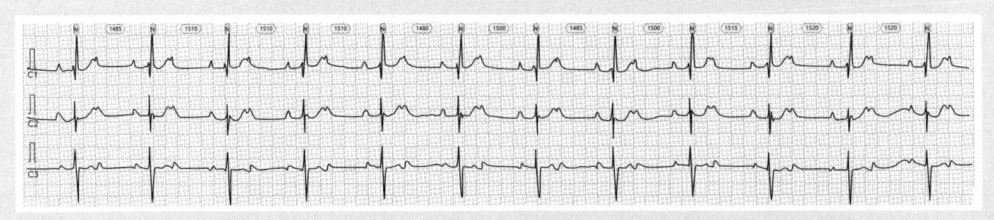

TRAÇADO 3 Ritmo sinusal, morfologia de BRD, bloqueio AV de 2º grau 2:1, com intervalos RR inferiores a 1,6 segundo.

AV: atrioventricular; BRD: bloqueio de ramo direito.

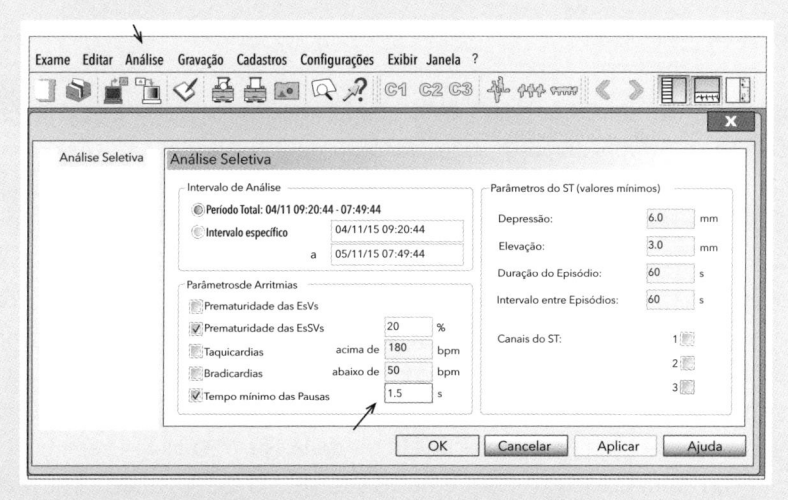

FIGURA 1   *Software* de análise de Holter.

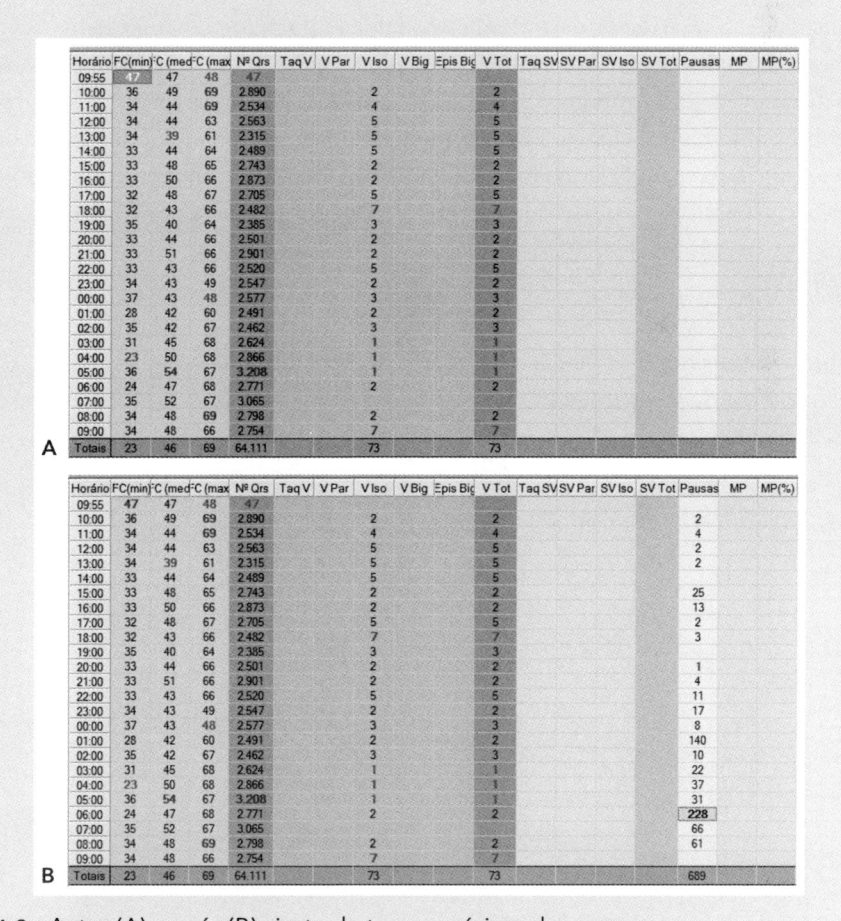

FIGURA 2   Antes (A) e após (B) ajuste do tempo mínimo das pausas.

COMENTÁRIOS

O bloqueio atrioventricular (AV) de segundo grau Mobitz tipo I ou Wenckebach é caracterizado pelo prolongamento progressivo do intervalo PR até a ocorrência de uma onda P bloqueada. O intervalo PR mais prolongado antecede o bloqueio AV e o intervalo PR mais curto ocorre após o bloqueio AV. O prolongamento do PR é geralmente seguido de um encurtamento do intervalo RR e as pausas durante o bloqueio AV são inferiores a dois ciclos RR prévios. A ocorrência de episódios de bloqueio AV 2:1 é comum em pacientes com comportamento do tipo Wenckebach. Podem ocorrer de forma súbita com queda abrupta do intervalo RR (equivalente de pausa no Holter) ou após um ciclo de Wenckebach.

Na maioria dos *softwares* de análise de Holter no Brasil, uma pausa é computada quando o tempo entre um complexo QRS e outro excede 2 a 2,5 segundos. Na presença de bloqueio AV de segundo grau Mobitz tipo I, o número de pausas inferiores a 2,5 segundos pode ser grande, dependendo da quantidade de episódios durante o exame. Uma forma de quantificar este número é por meio da alteração do tempo mínimo para registro das pausas no *software* de análise. Ao avaliar este caso, podemos averiguar que a tabela de registros com tempo mínimo em 2,5 segundos não registrou nenhuma pausa. Ao reajustar o tempo para 1,5 segundo, observamos uma grande quantidade de pausas, com maior incidência durante o sono e o início da manhã. Dessa forma, foi possível identificar a maioria dos episódios de Wenckebach ao longo do registro, bem como os períodos de sua maior incidência.

CONCLUSÕES

- Ritmo sinusal com morfologia de bloqueio de ramo direito.
- Bloqueio AV de primeiro grau.
- Episódios de bloqueio AV de segundo grau Mobitz tipo I (Wenckebach) e 2:1.

BLOQUEIO ATRIOVENTRICULAR E DISSOCIAÇÃO ISORRÍTMICA

> ▶ J.T.V., 67 anos, sexo masculino, apresenta cardiopatia isquêmica, faz uso de betabloqueador e inibidor da enzima de conversão da angiotensina (IECA).
>
> ▶ Quadro de dispneia aos esforços.

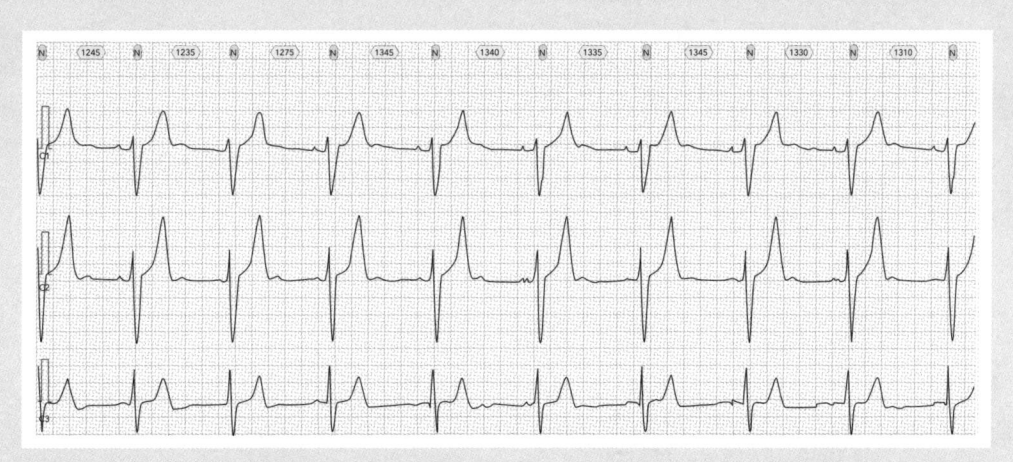

TRAÇADO 1 Bradicardia sinusal com FC entre 40 e 50 bpm. Intervalo PR normal. Duração do QRS em torno de 150 ms denotando atraso da condução intraventricular (morfologia de bloqueio de ramo esquerdo).

FC: frequência cardíaca.

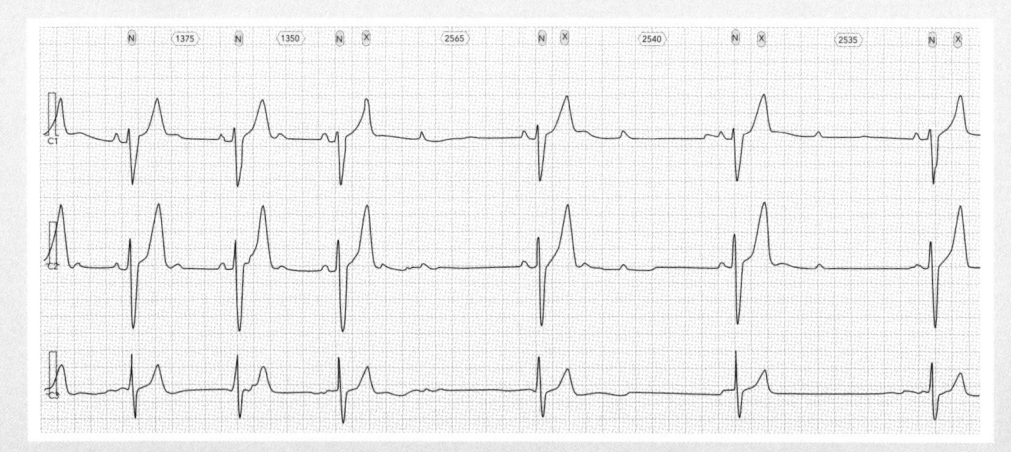

TRAÇADO 2   Bloqueio AV de segundo grau 2:1.

AV: atrioventricular.

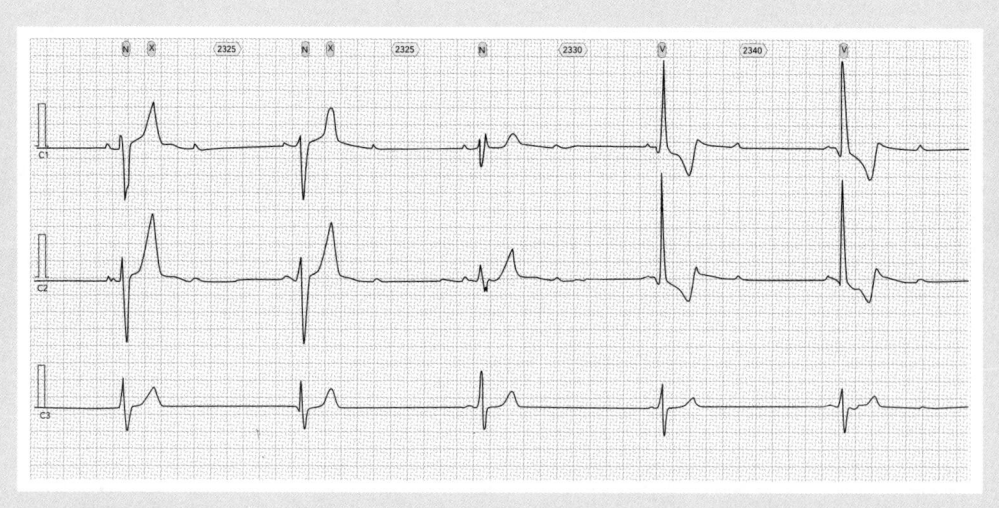

TRAÇADO 3   Sequência de bloqueio AV 2:1. Após o terceiro batimento, ocorre uma mudança na orientação vetorial do QRS, que passa a ficar positivo. O ciclo RR permanece praticamente o mesmo.

AV: atrioventricular.

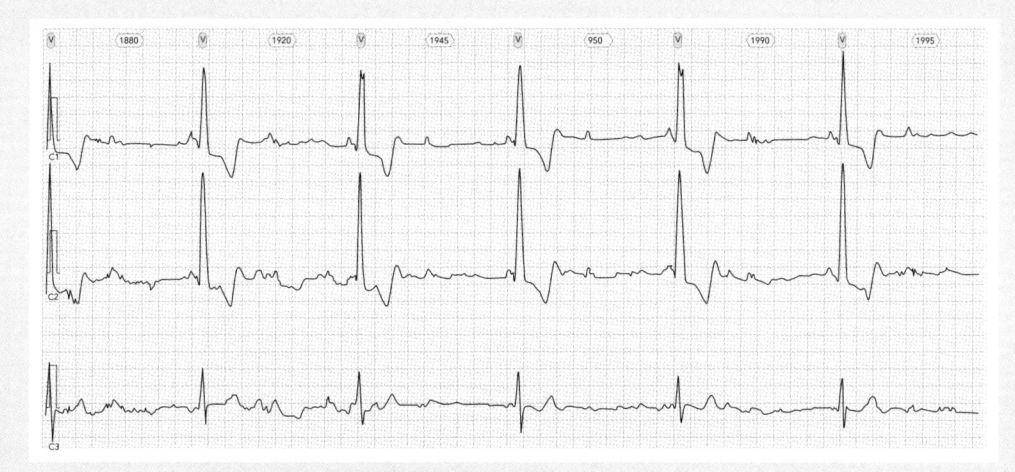

TRAÇADO 4   Sequência de bloqueio AV 2:1. Observar que o intervalo PR é muito curto (cerca de 120 ms), simulando pré-excitação ventricular.

AV: atrioventricular.

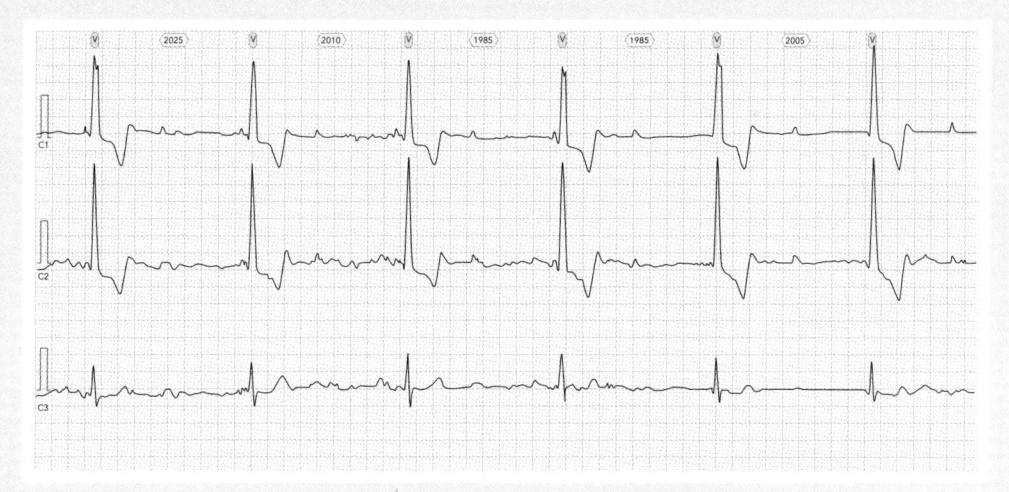

TRAÇADO 5   A sequência de bloqueio AV 2:1 é acompanhada de dissociação AV (bloqueio AV total). Observar que após a dissociação AV a morfologia do QRS não se altera, demonstrando que corresponde a um escape ventricular e, a sequência de bloqueio AV 2:1, à provável dissociação isorrítmica.

AV: atrioventricular.

COMENTÁRIOS

Os bloqueios atrioventriculares (AV) podem ser classificados em primeiro, segundo e terceiro graus. O bloqueio AV de primero grau é reconhecido no eletrocardiograma (ECG) pelo aumento na duração do intervalo PR (PR > 200 ms). O bloqueio AV de terceiro grau ou bloqueio AV total corresponde à completa dissociação entre os ritmos atrial e ventricular (nenhuma onda P conduz um QRS). Já os bloqueios de segundo grau podem ser subclassificados em Mobitz I (Wenckebach), Mobitz II, 2:1 e avançado. Nesse caso, a condução AV ocorre de forma intermitente.

Bloqueios no nó AV são considerados benignos e de melhor prognóstico; por outro lado, bloqueios no tronco do feixe de His ou abaixo deste são de pior prognóstico. A associação entre bloqueios AV e bloqueios de ramo implica em lesões mais extensas no sistema His-Purkinje, com maior risco para desenvolvimento de bloqueio AV total. A dissociação AV determina o surgimento de ritmos de suplência nos ventrículos definidos como escapes. Estes são geralmente alargados com frequência cardíaca (FC) inferior a 40 bpm. Uma vez que a frequência do escape ventricular se aproxime ou seja múltipla da frequência de disparo do nó sinusal, pode ocorrer um enlace entre os dois ritmos simulando uma condução AV, o que se denomina dissociação isorrítmica. Nessa situação, deverá ser feito o diagnóstico diferencial com bloqueio de ramo alternante. O encurtamento do intervalo PR após a mudança de morfologia do QRS, assim como a manutenção do mesmo padrão do QRS após a dissociação AV, praticamente definem o diagnóstico de dissociação isorrítmica.

CONCLUSÕES

- Bloqueio AV de segundo grau 2:1 com períodos de bloqueio AV total e dissociação isorrítmica.

BLOQUEIO DE RAMO ALTERNANTE

> ▸ A.R.S., 64 anos, sexo masculino, hipertenso e portador de cardiopatia isquêmica.
>
> ▸ Dispneia aos esforços e pré-síncopes.

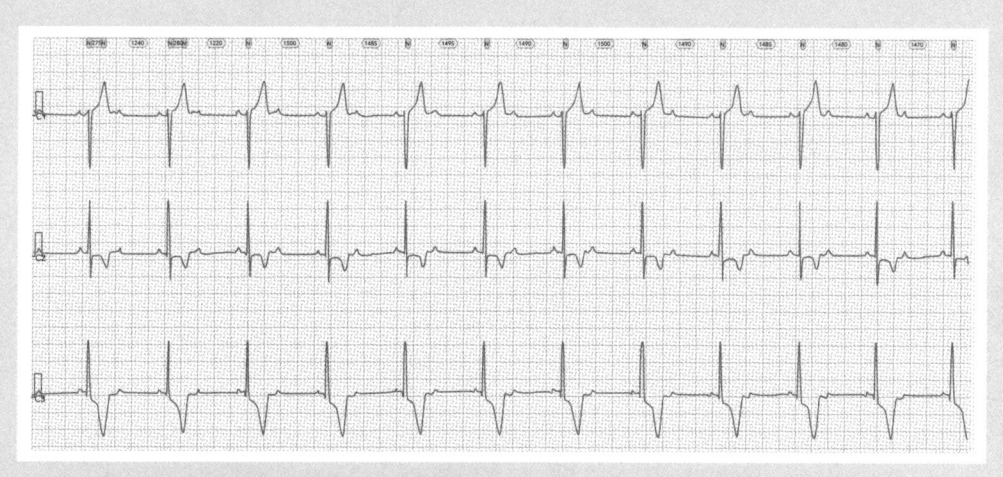

TRAÇADO 1 Ritmo sinusal com bloqueio AV 2:1.

AV: atrioventricular.

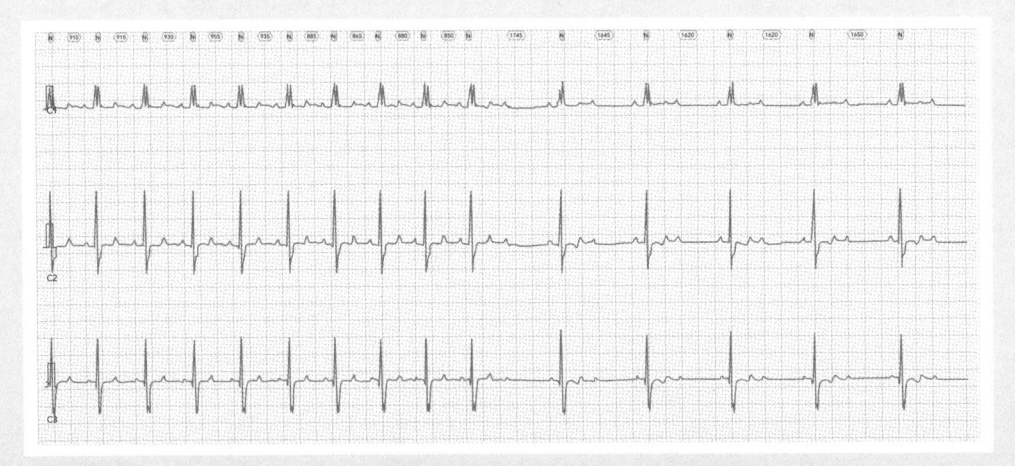

TRAÇADO 2 Ritmo sinusal com morfologia de BRD. Inicialmente com condução AV 1:1 e a seguir com bloqueio AV 2:1.

AV: atrioventricular; BRD: bloqueio ramo direito.

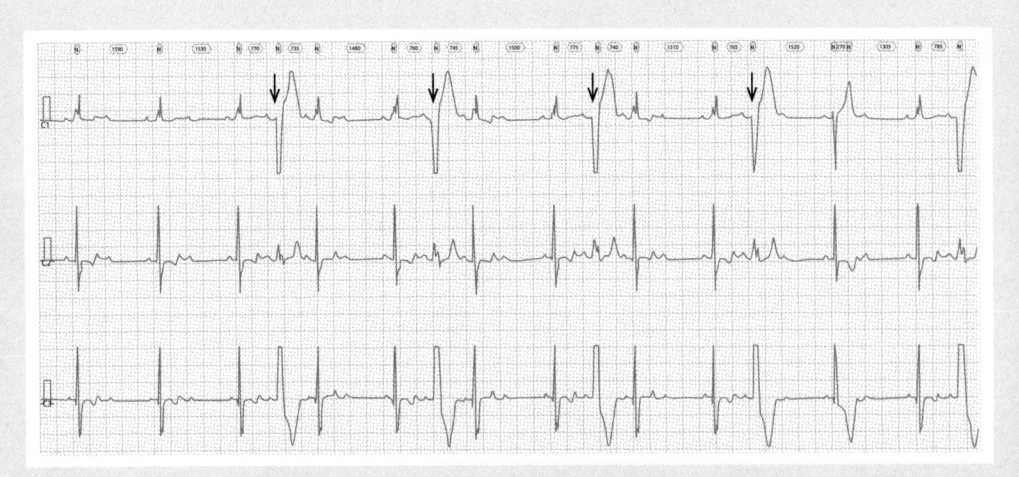

TRAÇADO 3 Bloqueio AV 2:1 com morfologia de BRD. Os 4º, 7º, 10º e 13º (setas) batimentos foram conduzidos com morfologia de BRE interrompendo a sequência de bloqueio AV.

AV: atrioventricular; BRD: bloqueio ramo direito; BRE: bloqueio ramo esquerdo.

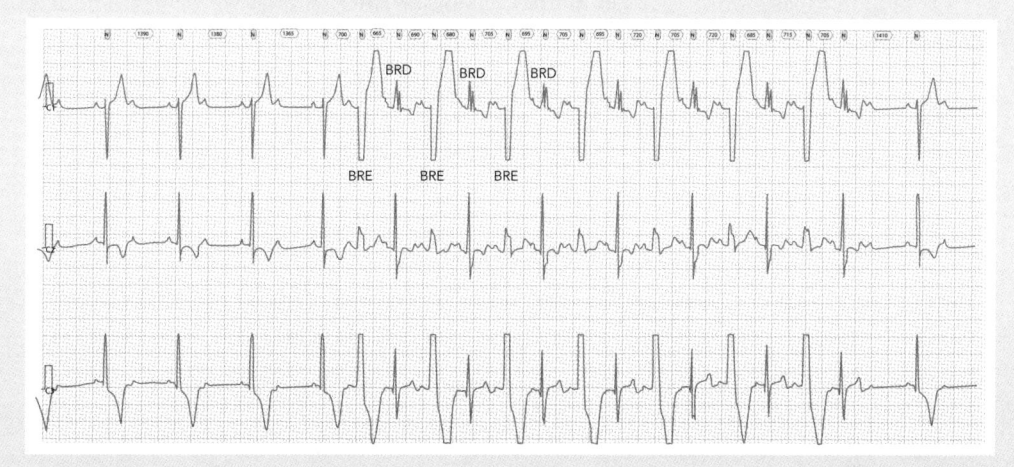

TRAÇADO 4 Início do traçado em ritmo sinusal com bloqueio AV 2:1. Em seguida ocorre condução AV 1:1 com alternância na morfologia dos QRS (morfologia de BRD alterna com morfologia de BRE).

AV: atrioventricular; BRD: bloqueio ramo direito; BRE: bloqueio ramo esquerdo.

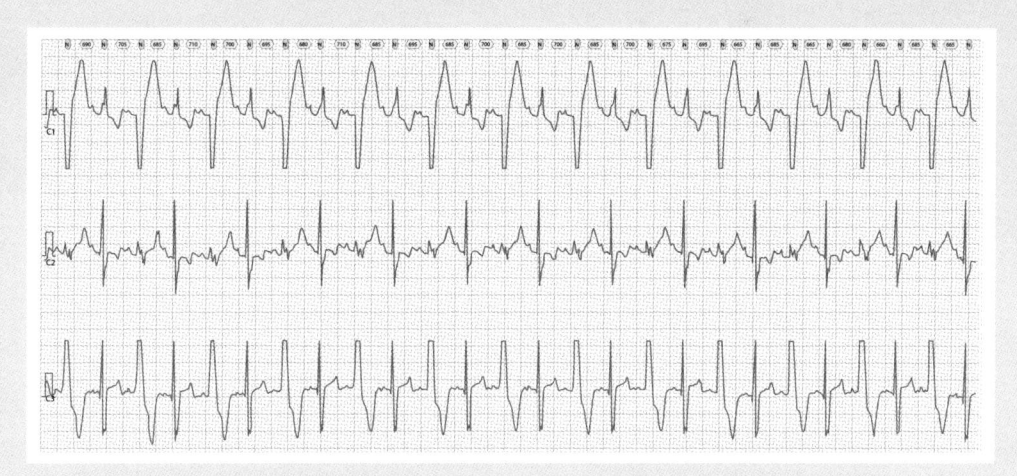

TRAÇADO 5 Ritmo sinusal. Condução AV 1:1 com bloqueio de ramo alternante.

AV: atrioventricular.

COMENTÁRIOS

Os bloqueios de ramo (BR) são alterações comuns nos exames de Holter e podem se manifestar de forma persistente ou intermitente. A presença de BR denota lesões no sistema de condução e maior probabilidade para desenvolvimento de bloqueios atrioventriculares (AV). Um fenômeno raro de ser observado é a alternância de condução entre os ramos direito e esquerdo no mesmo traçado eletrocardiográfico. Essa alteração é associada a lesões mais graves no tronco do feixe de His e maiores chances de evolução para bloqueio AV total. Uma vez detectada e confirmada a irreversibilidade do quadro, é mandatório o implante de marca-passo definitivo. O exame de Holter, por permitir longos períodos de monitoração, aumenta as chances de detecção desse fenômeno, o que torna sua indicação muito importante para avaliação dos casos com bloqueios de ramo, principalmente quando associados a sintomas.

Observar no Traçado 1 bloqueio AV 2:1 sem bloqueio de ramo. No Traçado 2, a condução AV ocorre com morfologia de bloqueio do ramo direito (BRD), inicialmente 1:1 e em seguida 2:1. Nos Traçados 3 e 4, a sequência de bloqueio AV 2:1 com BRD é interrompida pela condução intermitente pelo ramo esquerdo. Já no último traçado a condução AV ocorre 1:1 com alternância de condução entre os ramos direito e esquerdo.

Especial atenção deve ser dada ao diagnóstico diferencial com bigeminismo ventricular com interpolação ou pré-excitação ventricular intermitente. A manutenção ou o aumento do intervalo PR durante a mudança da morfologia do QRS, a presença de bloqueios AV em outros momentos do registro e a morfologia do QRS compatível com BRD e bloqueio ramo esquerdo (BRE) ajudam a definir o diagnóstico.

CONCLUSÕES

- Ritmo sinusal com bloqueio AV de segundo grau 2:1.
- BRD intermitente com condução AV 1:1 e 2:1.
- Períodos de BR alternante.

BLOQUEIO ATRIOVENTRICULAR
AVANÇADO

▸ M.F.D., 40 anos, sexo feminino.

▸ Cardiopatia chagásica crônica, pré-síncopes e síncopes.

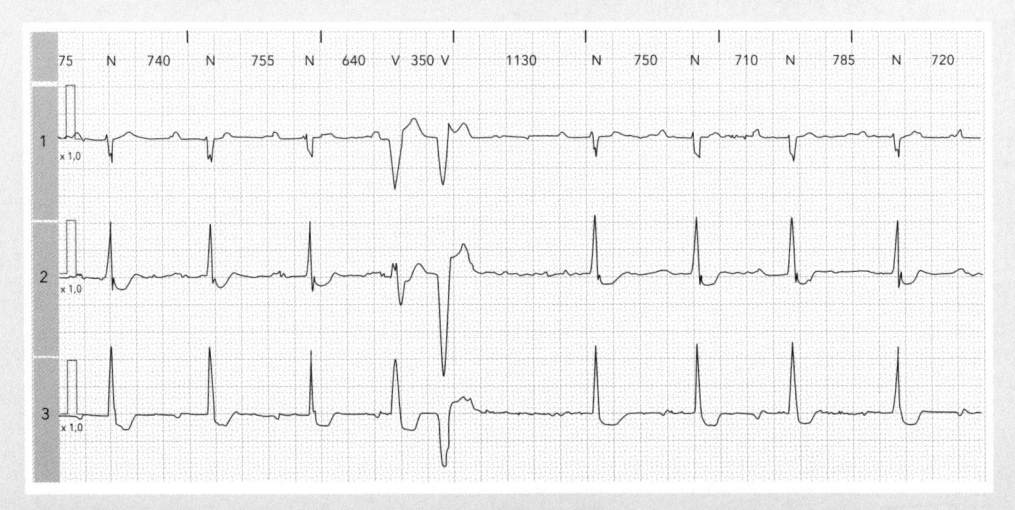

TRAÇADO 1 Ritmo sinusal. Bloqueio AV de 1° grau (PR em torno de 250 ms). Morfologia de bloqueio do ramo esquerdo (rS no canal 1 e R nos canais 2 e 3). Observar um par de ectopias ventriculares no meio do registro.

AV: atrioventricular.

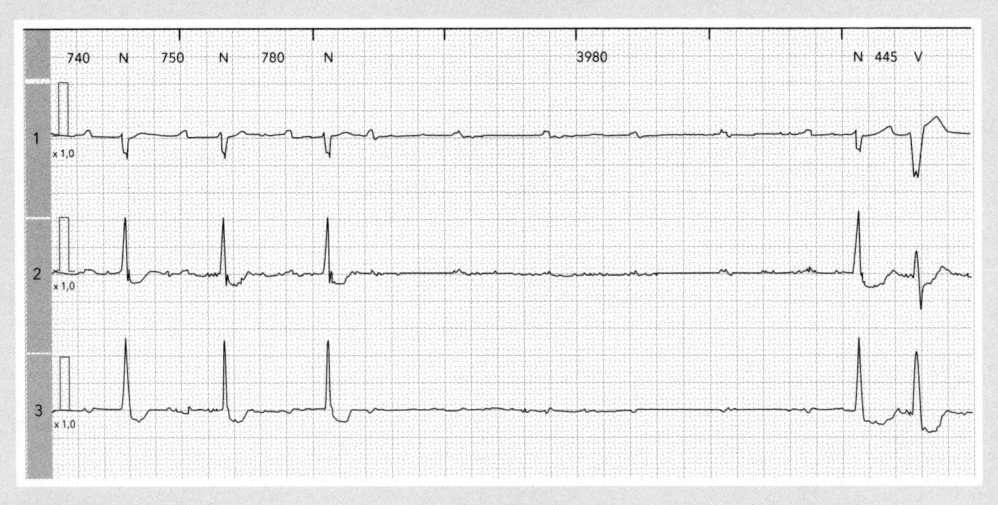

TRAÇADO 2 Pausa de 3,9 segundos por conta de episódio de bloqueio AV avançado.

AV: atrioventricular.

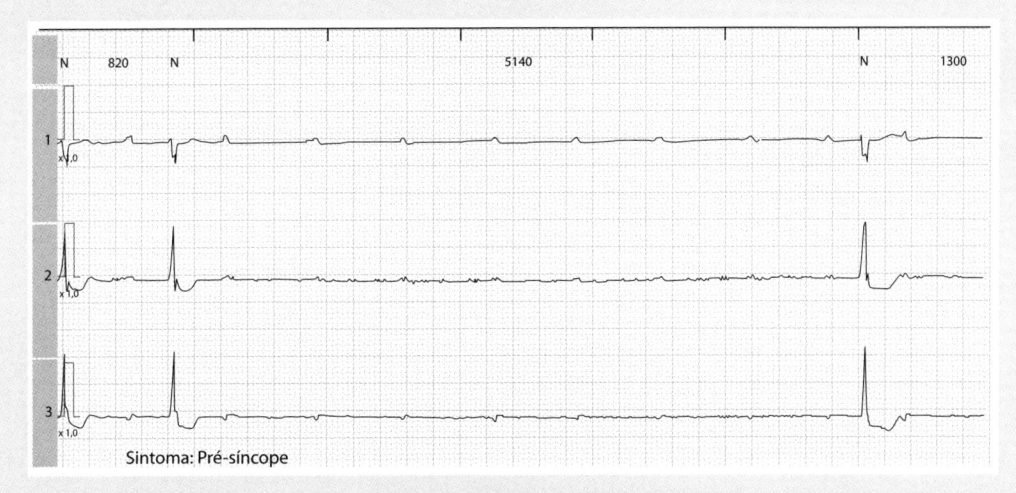

TRAÇADO 3 Outra pausa de 5,1 segundos provocada por um bloqueio AV avançado. Relato de pré-síncope neste momento.

AV: atrioventricular.

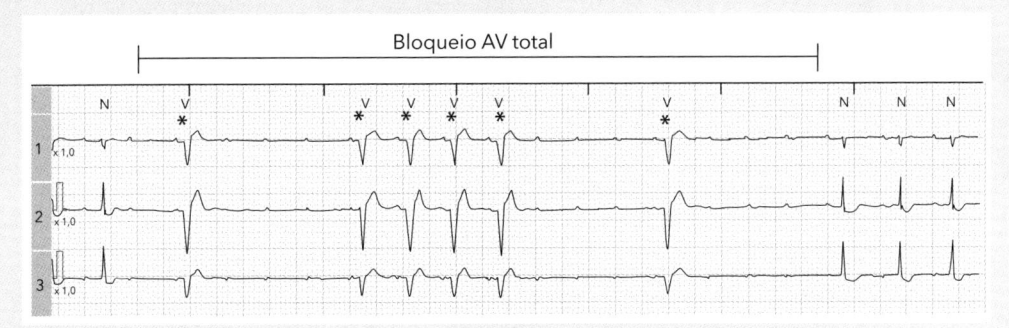

TRAÇADO 4 Período de bloqueio AV total interrompido por escapes ventriculares. Os batimentos assinalados pelos asteriscos (*) sugerem uma condução AV intermitente. Porém a morfologia do QRS indica que a origem é ventricular (QS nos 3 canais) não podendo ser gerado por uma condução AV. Trata-se de uma dissociação isorrítmica.

AV: atrioventricular.

COMENTÁRIOS

Conceitualmente, um bloqueio atrioventricular (AV) é considerado avançado quando mais de 50% das ondas P no mesmo traçado são bloqueadas. Geralmente estão associados à doença importante no sistema de condução e maior propensão para desenvolver bloqueio AV total (BAVT). Em situações em que bloqueios AV avançados se alternam com períodos de BAVT, atenção especial deve ser dada à diferenciação entre escapes ventriculares com dissociação isorrítmica e condução AV intermitente. Nesse sentido, a análise da morfologia do QRS é capaz de fazer essa diferenciação. Lembrar que uma condução AV com QRS alargado implica em aberrância de condução por um dos ramos do feixe de His.

Como se pode observar neste caso, a morfologia de base é de bloqueio do ramo esquerdo. O que seria esperado em uma situação de condução AV intermitente durante um bloqueio AV avançado seria a condução pelo ramo direito, o que não foi evidenciado no Traçado 4. A morfologia do QRS (QS nos 3 canais) é compatível com a origem ventricular e confirma a dissociação AV.

CONCLUSÕES

- Ritmo sinusal, bloqueio AV de 1º grau e morfologia de bloqueio do ramo esquerdo.
- Pausas significativas secundárias a bloqueio AV avançado.
- Período de bloqueio AV total com dissociação isorrítmica.

BLOQUEIO ATRIOVENTRICULAR TOTAL CONGÊNITO

> Recém-nascido, 7 dias, mãe portadora de lúpus eritematoso sistêmico.

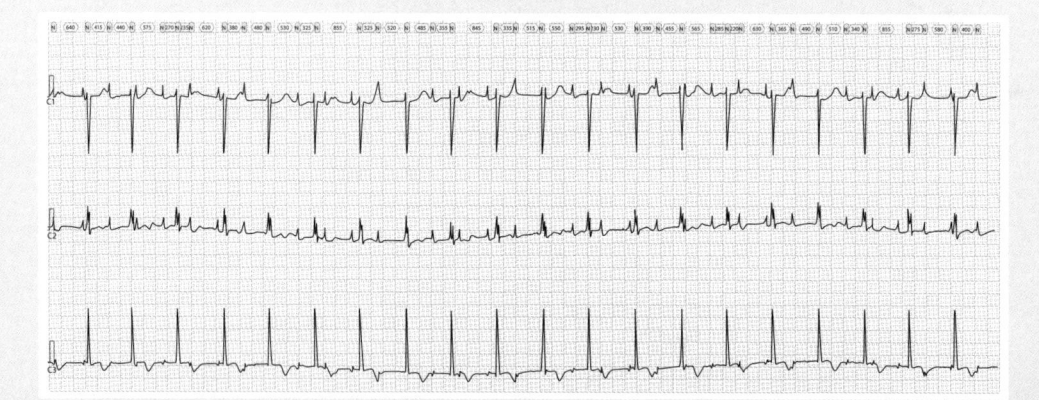

TRAÇADO 1 Bloqueio AV total. Observar uma completa dissociação entre o ritmo atrial e o ventricular. A frequência ventricular está em torno de 75 bpm. A morfologia do QRS é de bloqueio do ramo esquerdo (rS no canal 1 e R no canal 2).

AV: atrioventricular.

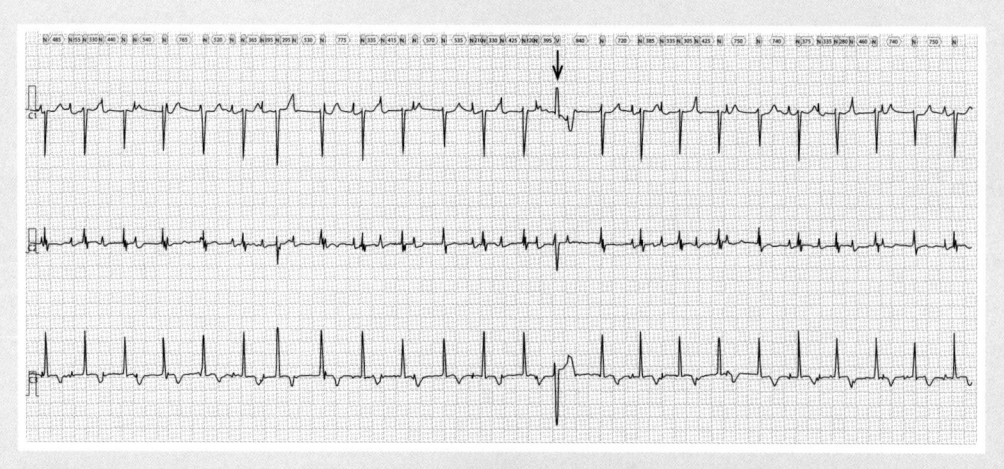

TRAÇADO 2 Bloqueio AV total. Uma extrassístole ventricular (seta). Intervalo QTc = 424 ms.

AV: atrioventricular.

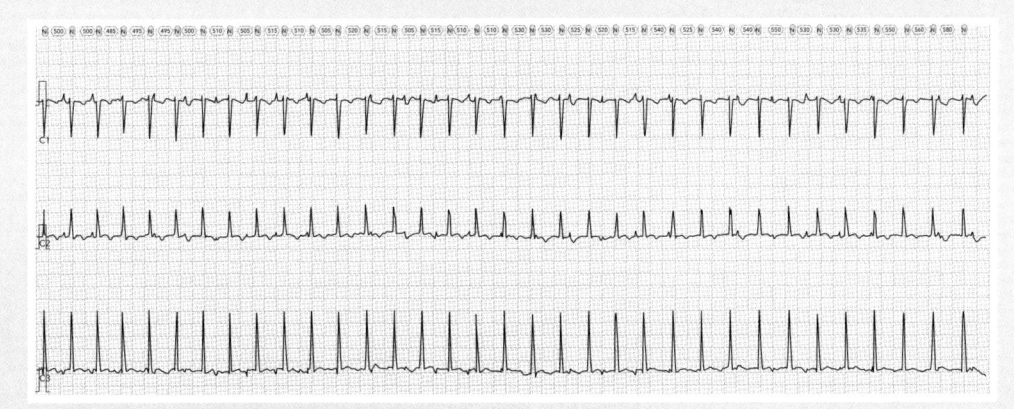

TRAÇADO 3   Observar que, apesar do aumento da frequência ventricular (FC em torno de 120 bpm), o bloqueio AV total persiste.

AV: atrioventricular; FC: frequência cardíaca.

COMENTÁRIOS

Por definição, um bloqueio atrioventricular (AV) congênito caracteriza-se pela presença de qualquer forma de doença no sistema de condução diagnosticada antes de 28 dias de vida. Estima-se que a incidência seja de 1 para cada 22 mil nascidos vivos. Apesar de raro, pode estar associado a elevada morbidade e mortalidade e requer alto grau de suspeita na realização do diagnóstico precoce. Geralmente está associado a cardiopatias congênitas e doenças autoimunes. O bloqueio AV associado ao lúpus é considerado uma forma de doença autoimune adquirida de forma passiva, na qual anticorpos maternais antinucleares (anti-Ro e anti-La) atravessam a placenta e lesam o sistema de condução do feto. Nos pacientes com sintomas, a indicação de marca-passo definitivo é inquestionável. Porém, nos casos assintomáticos essa decisão deve ser criteriosa e exige bastante cautela. O escape ventricular abaixo de 55 bpm, o prolongamento do intervalo QT e as arritmias ventriculares complexas favorecem a indicação. O Holter, por permitir uma avaliação do comportamento do escape ventricular ao longo de 24 horas e possibilitar o registro de arritmias ventriculares e a aferição do intervalo QT em vários momentos do dia, torna-se fundamental na avaliação desses neonatos.

Neste caso, pode-se notar que o bloqueio AV total é acompanhado de escape ventricular com frequência cardíaca (FC) adequada (FC variando entre 75 e 120 bpm). Além disso, observa-se apenas uma ectopia ventricular ao longo do exame e um intervalo QT dentro da normalidade, sinais que corroboram para uma conduta conservadora.

CONCLUSÕES

- Bloqueio AV total congênito com frequência ventricular variando entre 76 e 120 bpm.
- Apenas uma ectopia ventricular.

FACILITAÇÃO DA CONDUÇÃO ATRIOVENTRICULAR – EFEITO *PEELING BACK*

▸ S.M.N.S., 83 anos, sexo feminino.

▸ Cardiomiopatia dilatada, fração de ejeção do ventrículo esquerdo (FEVE): 30%, dispneia aos esforços.

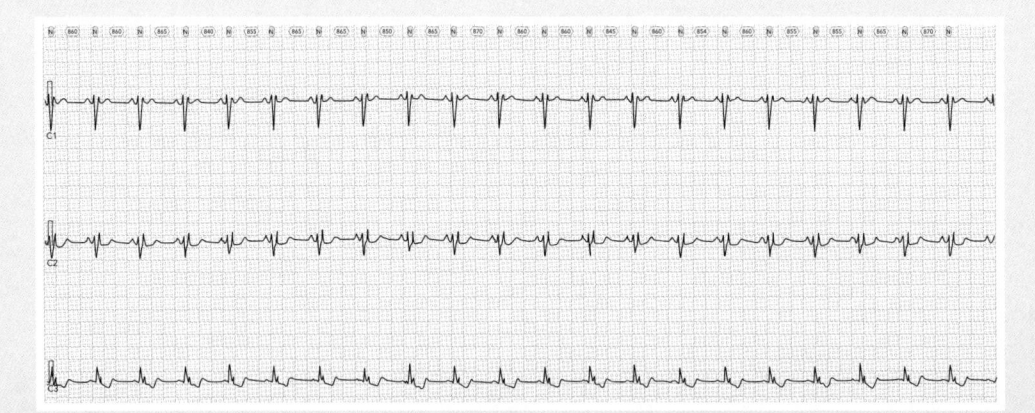

TRAÇADO 1 Ritmo sinusal com morfologia de bloqueio do ramo esquerdo (rS no canal 1 e R no canal 3).

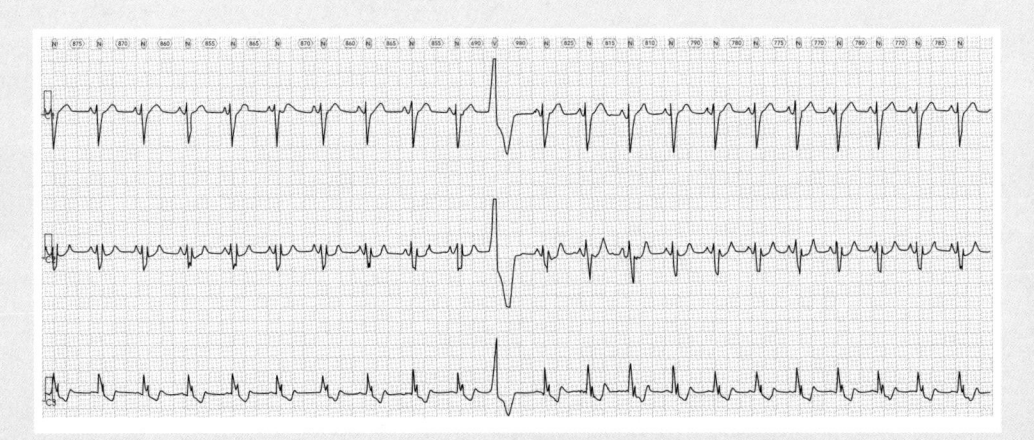

TRAÇADO 2 Uma ectopia ventricular com pausa compensatória de 980 ms.

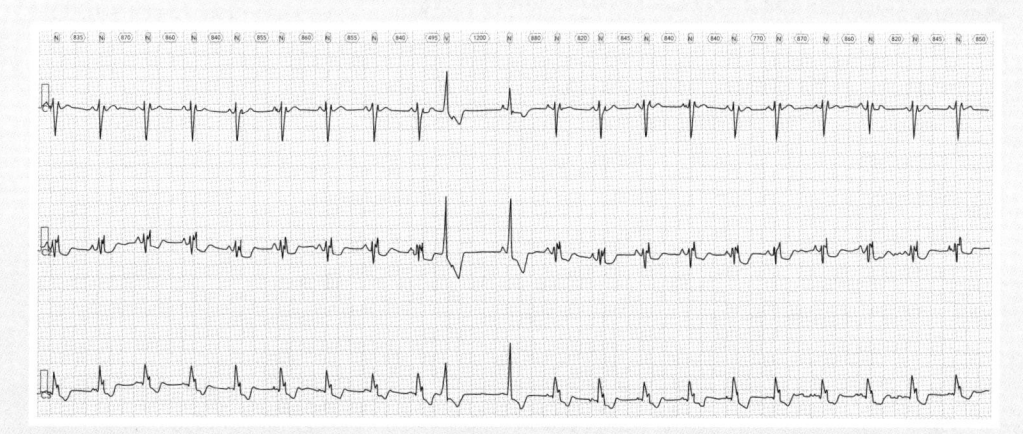

TRAÇADO 3   Após uma ectopia ventricular (pausa compensatória = 1.200 ms) ocorre normalização da morfologia do QRS.

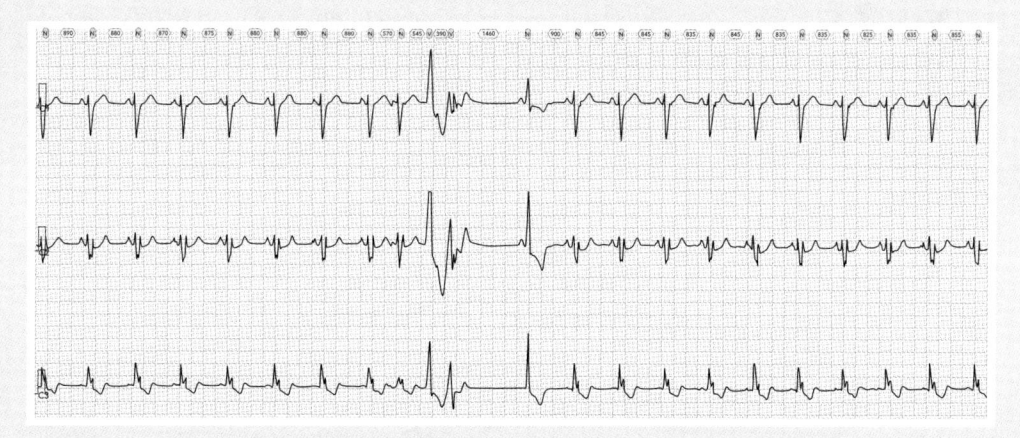

TRAÇADO 4   O fenômeno se repete após um par de extrassístoles ventriculares (pausa compensatória = 1.460 ms).

COMENTÁRIOS

Eventualmente nos deparamos com fenômenos eletrofisiológicos raros e de difícil compreensão. O Holter, por ser um exame que permite longos períodos de registro eletrocardiográfico, aumenta as chances de documentar eventos como estes. A condução supernormal é definida como aquela que é mais rápida do que esperada ou a presença de condução quando um bloqueio é esperado. O mecanismo da condução supernormal está associado a alterações no potencial de membrana que permite a condução na fase de hiperexcitabilidade supernormal. Outros fenômenos mais comuns de serem observados, que não são dependentes da condução durante a fase de excitabilidade supernormal, podem se manifestar com condução melhor do que o esperado. É o caso do efeito *peeling back*, definido como um encurtamento do período refratário absoluto do nó atrioventricular (AV) ou do sistema His-Purkinje por um batimento ectópico, fazendo com que ocorra a condução de um impulso supraventricular. Outra situação que pode explicar a intermitência de condução por um dos ramos do feixe de His é a diminuição no período refratário por mudanças no ciclo cardíaco precedente. Nesse caso, as pausas após extrassístoles podem dar tempo o suficiente para a recuperação da refratariedade no ramo afetado, permitindo a condução de novos impulsos. Independentemente do mecanismo envolvido é interessante observar que a normalização da condução AV ocorreu apenas após ectopias ventriculares, demonstrando que estas foram capazes de alterar a condução pelos ramos de maneira intermitente.

CONCLUSÕES

- Bloqueio do ramo esquerdo com normalização da condução AV após episódios de extrassístoles ventriculares.

MARCA-PASSO DUPLA-CÂMARA (DDD)

> O.G.R., 58 anos, sexo masculino, hipertenso, cardiopatia isquêmica, implante de marca-passo definitivo há 4 anos.
>
> Avaliação de rotina.

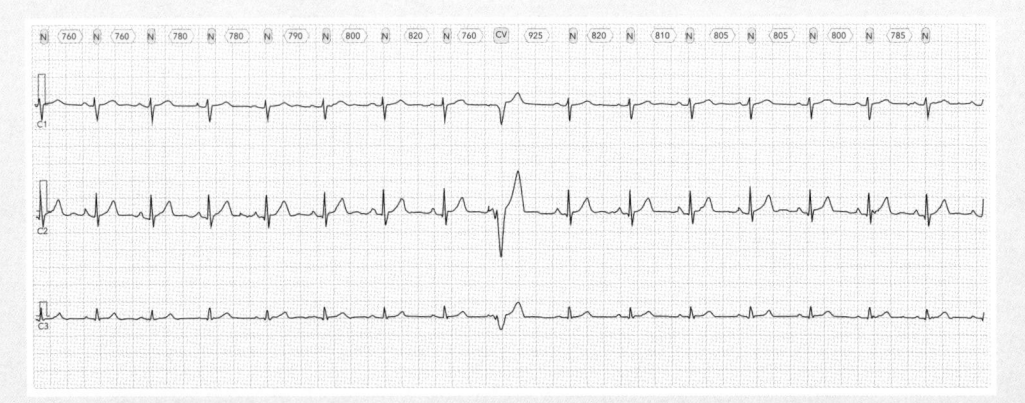

TRAÇADO 1   Ritmo sinusal. No meio do traçado um batimento gerado por uma captura atrioventricular simulando uma ectopia ventricular. Estimulação programada em bipolar.

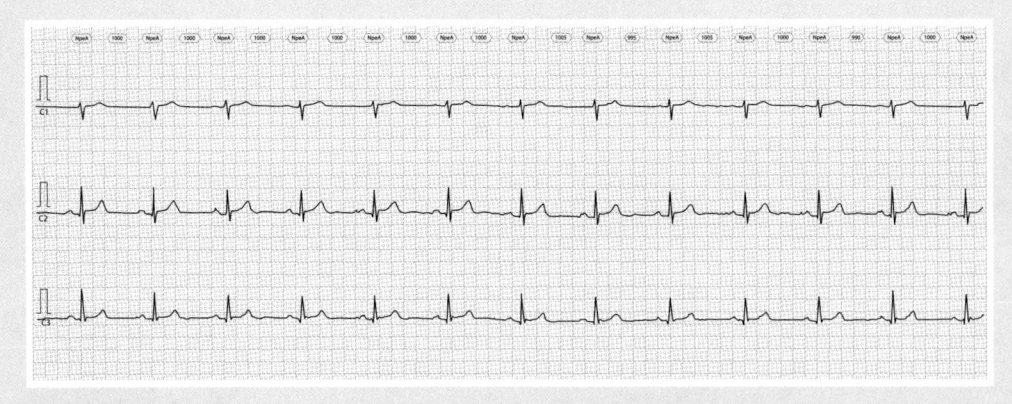

TRAÇADO 2   Marca-passo com captura apenas atrial e condução espontânea para os ventrículos.

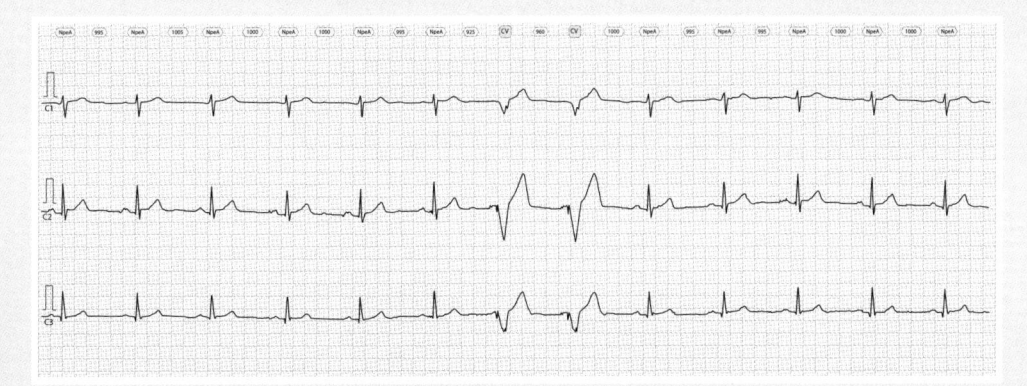

TRAÇADO 3   Após um ciclo de captura apenas atrial ocorrem dois batimentos com captura atrioventricular (estimulação em bipolar). Em seguida, o marca-passo volta a estimular apenas o átrio.

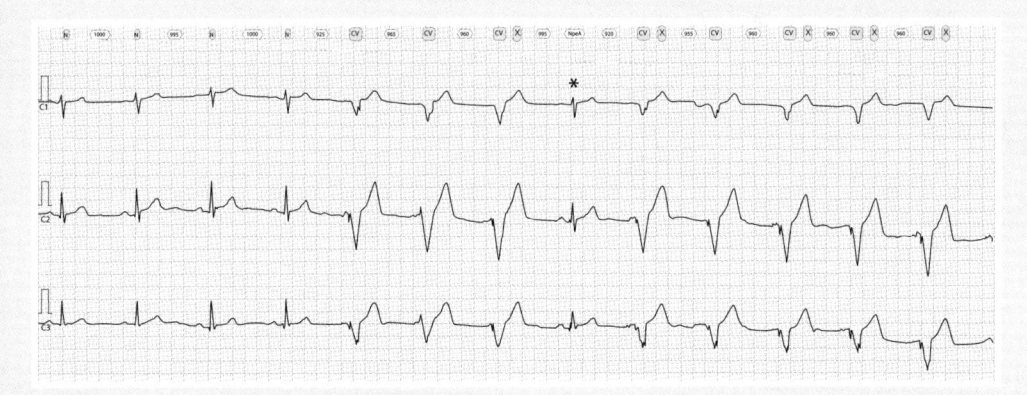

TRAÇADO 4   Início em ritmo sinusal, seguido de três capturas atrioventriculares. O batimento seguinte (*), apesar de apresentar espícula atrial e ventricular, não altera a morfologia do QRS, configurando uma pseudofusão ventricular. Na sequência, os próximos batimentos ocorrem com captura atrial e ventricular.

COMENTÁRIOS

A avaliação do marca-passo dupla-câmara (DDD) pode gerar muitas dúvidas. São algumas as possibilidades de atuação do aparelho, a depender do ritmo de base e da programação. A presença de eletrodos nas câmaras atrial e ventricular permite a completa interação entre elas, desta forma, a estimulação apenas de uma câmara ou de ambas, assim como sua inibição (na vigência de ritmo próprio), podem ocorrer. Como se pode verificar neste caso, o comportamento do aparelho se modifica à medida que é exigido ou não.

Detalhe que merece destaque é a polaridade da estimulação. Convencionalmente, esta é mantida em unipolar e a sensibilidade em bipolar, o que possibilita maior visualização da espícula durante a análise do eletrocardiograma. Eventualmente, a programação será em bipolar, o que vai dificultar a visualização da espícula do marca-passo (ver os traçados), podendo gerar uma certa confusão entre captura atrioventricular e ectopias ventriculares (Traçado 1) ou ritmo idioventricular.

No marca-passo DDD, é comum encontrarmos batimentos de fusão e pseudofusão ventricular. É chamada fusão a despolarização ventricular gerada em parte pela estimulação e a outra pela condução espontânea pelo sistema His-Purkinje. A morfologia do batimento será intermediária entre um batimento sinusal e um estimulado. Já na pseudofusão, apesar de ocorrer espícula, não participa da despolarização ventricular e, por isso, não altera a morfologia do QRS (Traçado 4).

CONCLUSÕES

- Ritmo sinusal.
- Marca-passo dupla-câmara com captura atrial e atrioventricular intermitente.

ARRITMIA CONDUZIDA PELO MARCA-PASSO

- B.T., 72 anos, sexo masculino, cardiopatia isquêmica, portador de marca-passo.

- Relato de palpitações ocasionais.

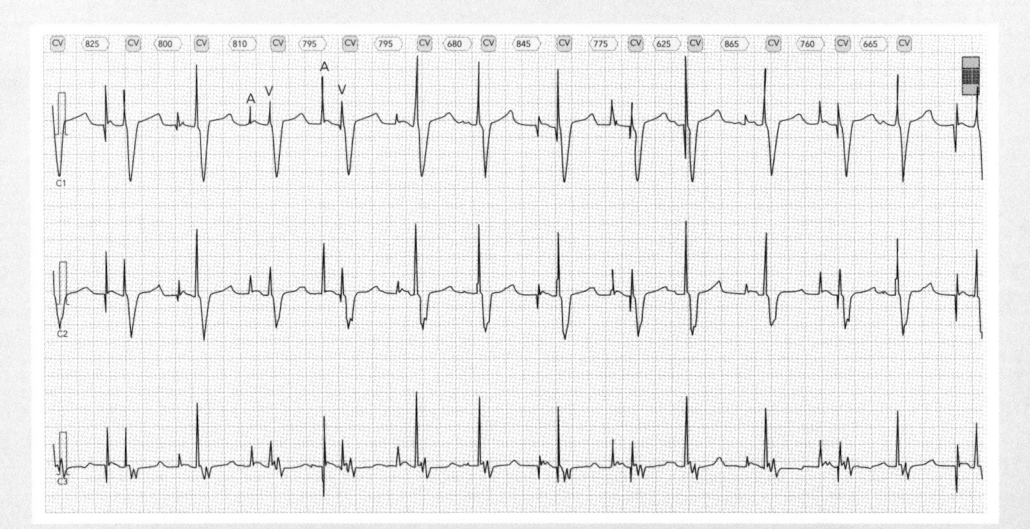

TRAÇADO 1 Ritmo de marca-passo dupla-câmara. Observar espícula antes do átrio (A) e do ventrículo (V).

A: espícula atrial; V: espícula ventricular.

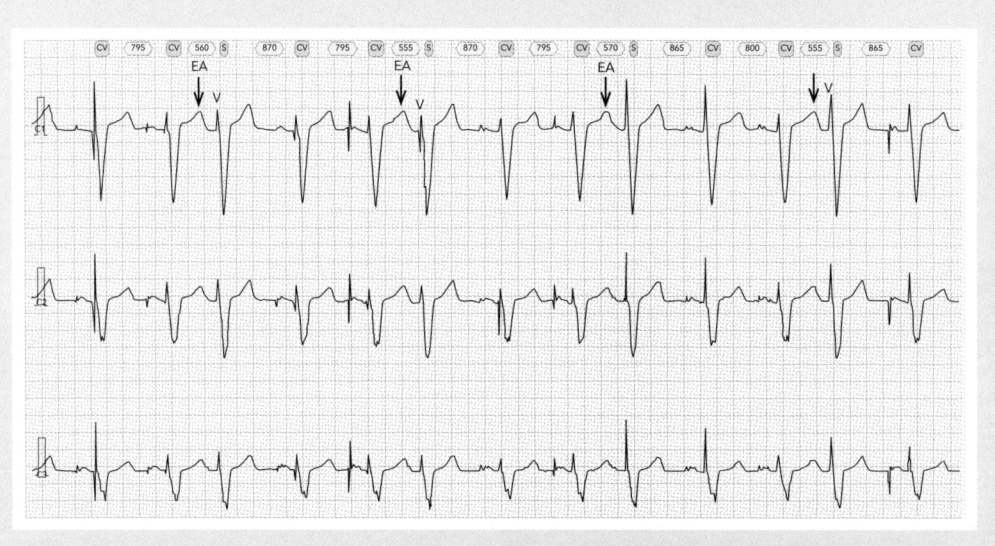

TRAÇADO 2 Observar os 3º, 6º, 9º e 12º batimentos. Ocorre uma EA que coincide com a onda T. O canal atrial sente a EA e deflagra a estimulação ventricular. A sequência é de uma EA para cada 3 batimentos estimulados, equivalente a um trigeminismo supraventricular conduzido pelo marca-passo.

EA: extrassístole atrial; V: espícula ventricular.

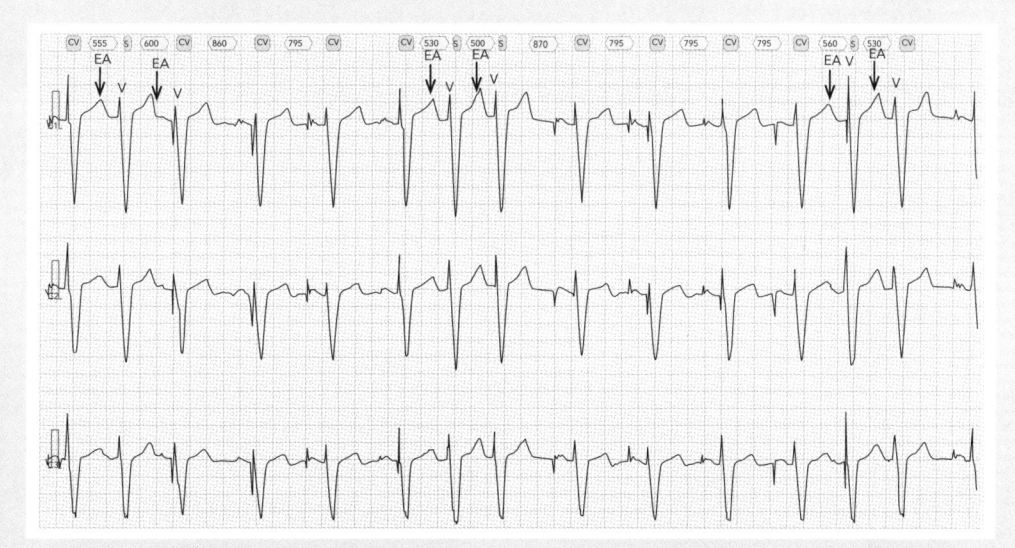

TRAÇADO 3   Observar que após o 1º batimento o canal atrial sente duas EA e deflagra duas estimulações ventriculares na sequência, ou seja, um par de EA conduzido pelo marca-passo. Ao longo do traçado observam-se mais dois episódios de EA pareadas conduzidas pelo marca-passo (setas).

EA: extrassístole atrial; V: espícula ventricular.

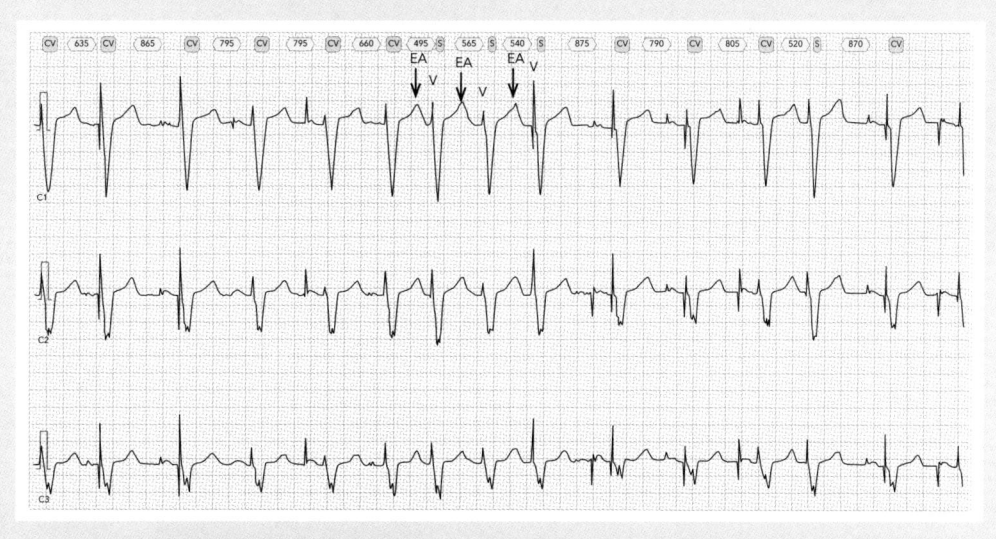

TRAÇADO 4   Pode-se observar uma salva de EA conduzidas pelo marca-passo (setas).

EA: extrassístole atrial; V: espícula ventricular.

COMENTÁRIOS

Ao analisar o Holter do portador de marca-passo (MP), deve-se avaliar a relação das arritmias com o modo de estimulação. Isso é particularmente importante no MP dupla-câmara (DDD), uma vez que existe total interação entre a câmara atrial e a ventricular. Dessa forma, arritmias ocorridas no átrio podem deflagrar uma estimulação ventricular até a frequência de estimulação máxima programada. Nas arritmias sustentadas, como no *flutter* e na fibrilação atrial, os aparelhos podem acionar um mecanismo de proteção contra altas frequências que permite uma mudança automática do modo de estimulação (modo DDD para VVI) ao detectar esse tipo de arritmia, impedindo a condução de frequências atriais altas para os ventrículos. Por outro lado, nas arritmias atriais não sustentadas, por serem de curta duração, não são capazes de alterar o modo de estimulação, fazendo com que sejam conduzidas para os ventrículos. Ao ocorrerem, devem ser interpretadas como arritmias conduzidas pelo marca-passo.

CONCLUSÕES

- Ritmo de MP DDD.
- Extrassístoles atriais isoladas, pareadas e em salvas, conduzidas pelo MP.

UNDERSENSING ATRIAL

> ▸ T.R.S., 66 anos, sexo masculino, hipertenso, cardiopatia valvar, passado de troca valvar aórtica, portador de marca-passo.

> ▸ Relato de palpitações.

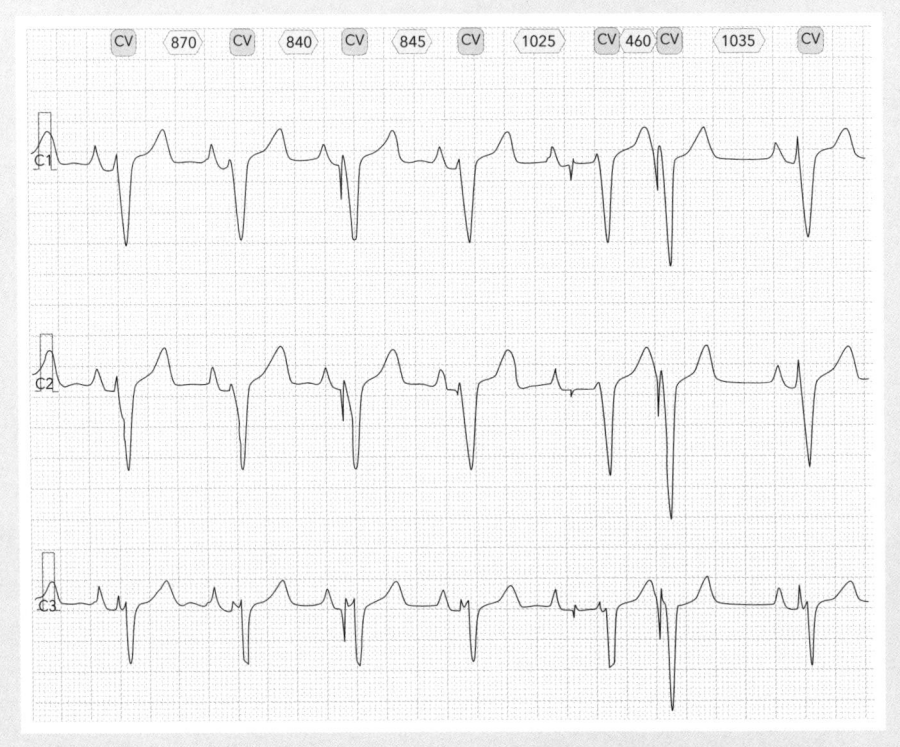

TRAÇADO 1   Nos quatro primeiros batimentos, observa-se uma onda P deflagrando uma estimulação ventricular (marca-passo DDD operando em VAT). No quinto batimento, o eletrodo atrial não sente a onda P e logo em seguida emite uma espícula que não gera captura atrial, ou seja, um episódio de *undersensing* atrial. Observe que a estimulação ventricular seguinte é capaz de gerar uma onda P retrógrada que coincide com a onda T. Essa P (retrógrada) é sentida no canal atrial e deflagra uma nova estimulação ventricular. No último batimento, observa-se uma nova onda P, dessa vez sentida pelo canal atrial e seguida de estimulação ventricular.

DDD: dupla-câmara.

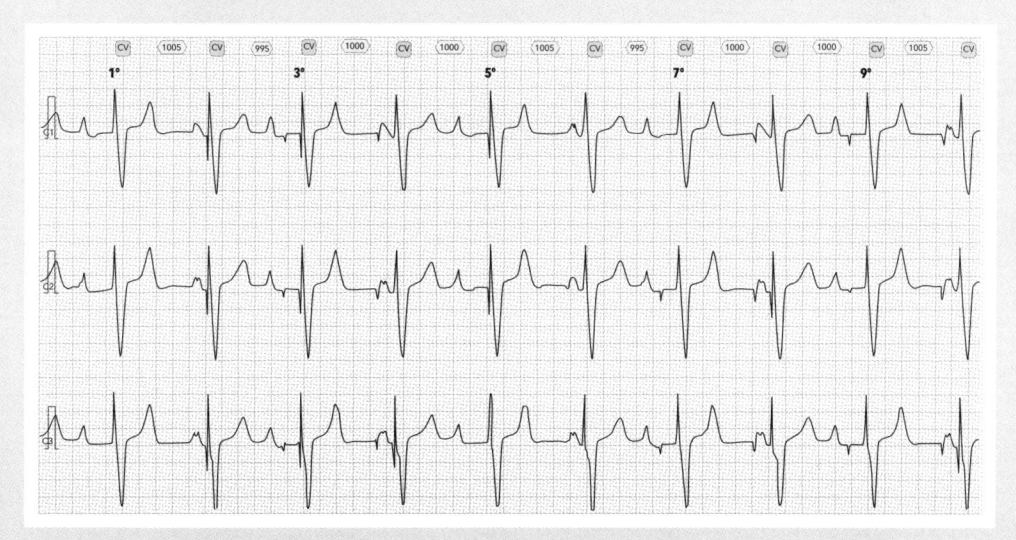

TRAÇADO 2   Observar os 1º, 3º, 5º, 7º e 9º batimentos. Correspondem a novos episódios de *undersensing* atrial. A onda P não é sentida pelo canal atrial, ocorre uma espícula que não gera captura atrial e, após o intervalo AV programado, observa-se uma captura ventricular. AV: atrioventricular.

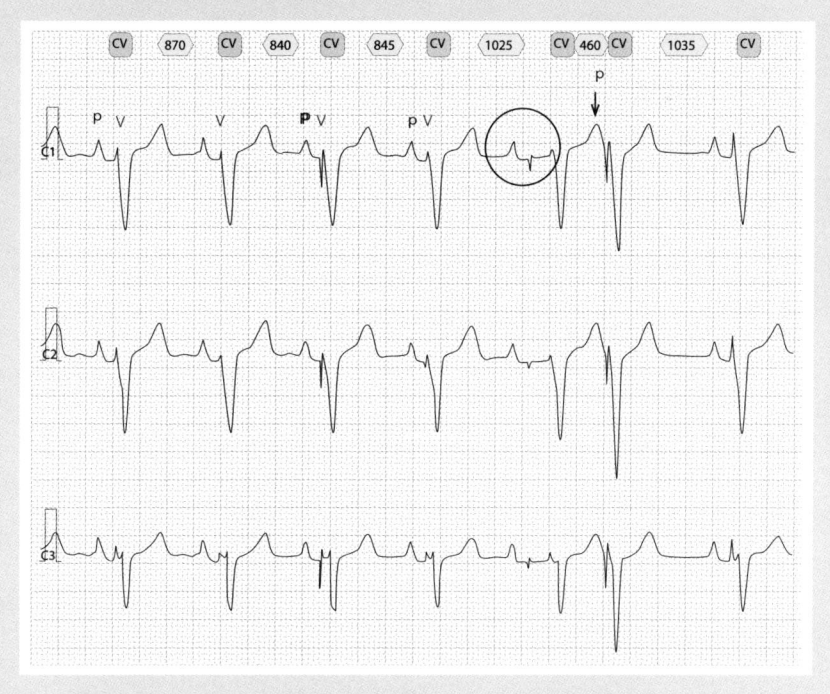

TRAÇADO 3   Episódio de *undersensing* atrial (ver comentários no Traçado 1).

COMENTÁRIOS

Um dos grandes desafios da análise de Holter é interpretar o funcionamento do marca-passo (MP). Na maioria dos exames, avalia-se dois tipos de MP. O primeiro, unicameral ou MP ventricular (VVI), apresenta apenas um eletrodo no ventrículo. Além de estimular o ventrículo, é capaz de senti-lo e pode ser inibido por um evento ventricular (p. ex., uma extrassístole ventricular). Geralmente é indicado para pacientes que não necessitam da estimulação atrial (p. ex., fibrilação atrial com baixa resposta ventricular). Na grande parte das outras situações, depara-se com o segundo tipo de estimulação cardíaca, denominado MP dupla-câmara ou atrioventricular (DDD). Nesse caso, há um eletrodo no átrio, outro no ventrículo e uma completa interação entre eles, permitindo diferentes formas de estimulação: DDD (estimula o átrio e o ventrículo), AAI (estimula apenas o átrio e a condução para os ventrículos se faz de forma espontânea pelo sistema His-Purkinje) ou VAT (o eletrodo atrial sente o átrio e deflagra a estimulação ventricular). Além de definir o tipo de estimulação, durante uma análise de Holter do portador de MP é fundamental o reconhecimento de possíveis disfunções do aparelho. Estas estão principalmente relacionadas às perdas de captura (quando a emissão da espícula não gera uma despolarização na câmara estimulada) ou alterações da sensibilidade que podem ser divididas em dois tipos:

- *Undersensing*: o eletrodo não sente um sinal elétrico ocorrido na câmara sentida.
- *Oversensing*: o eletrodo sente algo que não existe na câmara sentida.

CONCLUSÕES

- MP DDD com episódios de *undersensing* atrial.

MARCA-PASSO VENTRICULAR E *UNDERSENSING* VENTRICULAR

▸ E.F., 83 anos, sexo feminino, cardiopatia chagásica crônica, fibrilação atrial permanente, implante de marca-passo definitivo há 8 anos.

▸ Evoluindo com pré-síncopes.

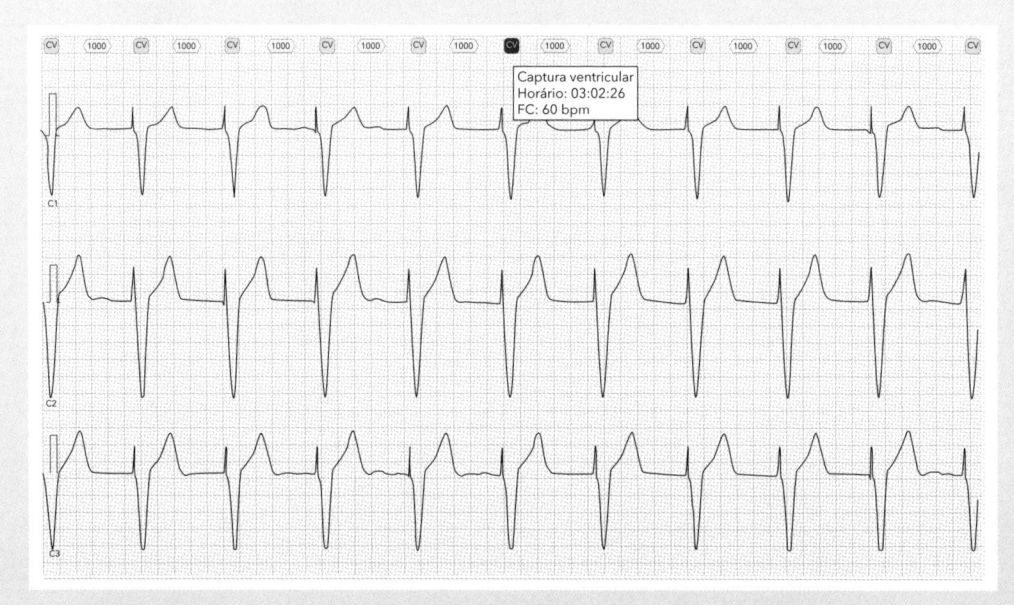

TRAÇADO 1   Fibrilação atrial. Marca-passo VVI.

Marca-passo VVI: marca-passo ventricular.

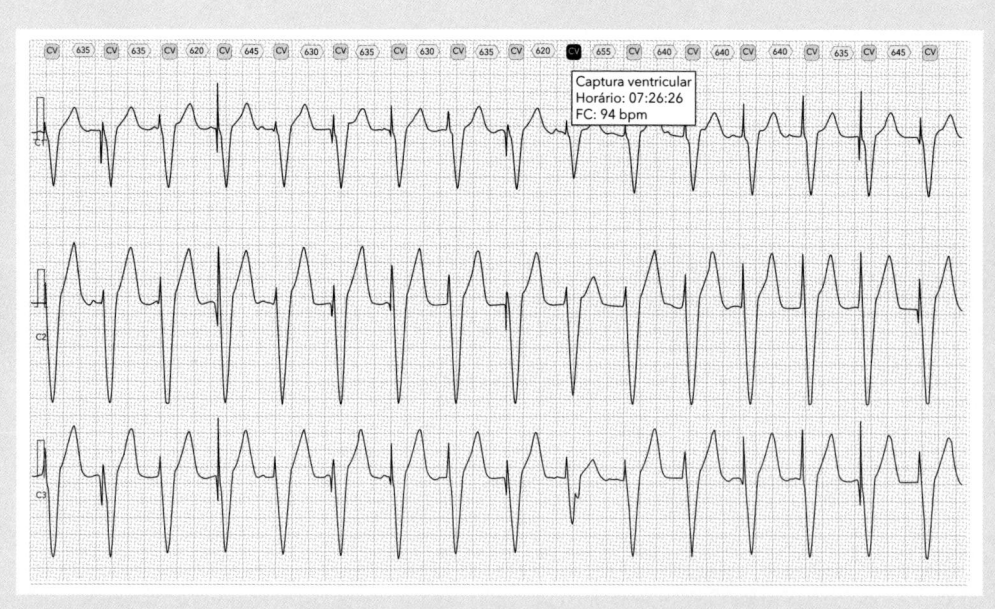

TRAÇADO 2   Marca-passo VVI com aumento da frequência de estimulação provocada pelo acionamento do sensor.

Marca-passo VVI: marca-passo ventricular.

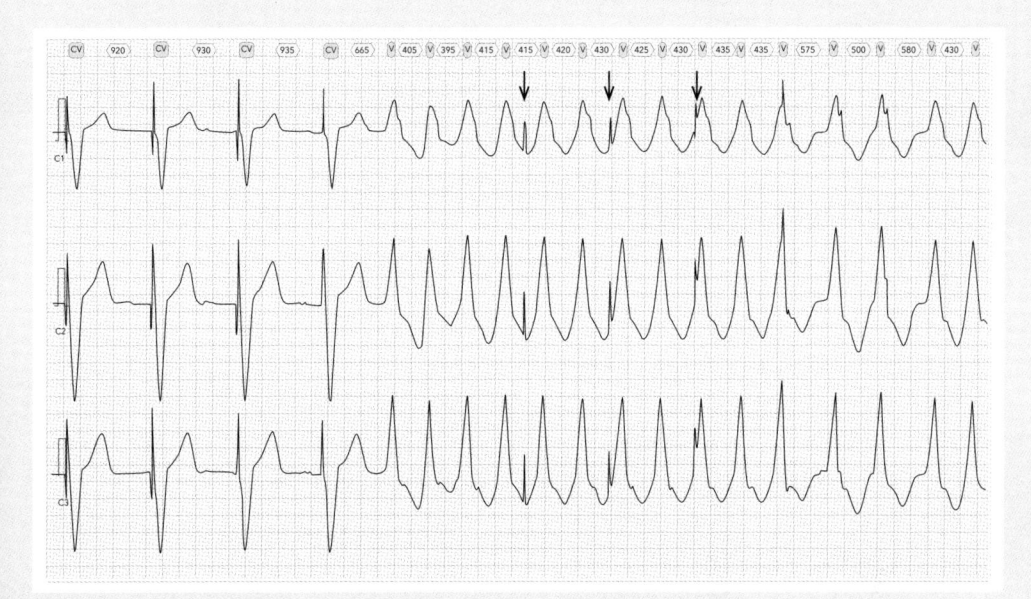

TRAÇADO 3   Início da TV. Observar a presença de espículas no meio da TV provocadas por *undersensing* ventricular.

TV: taquicardia ventricular.

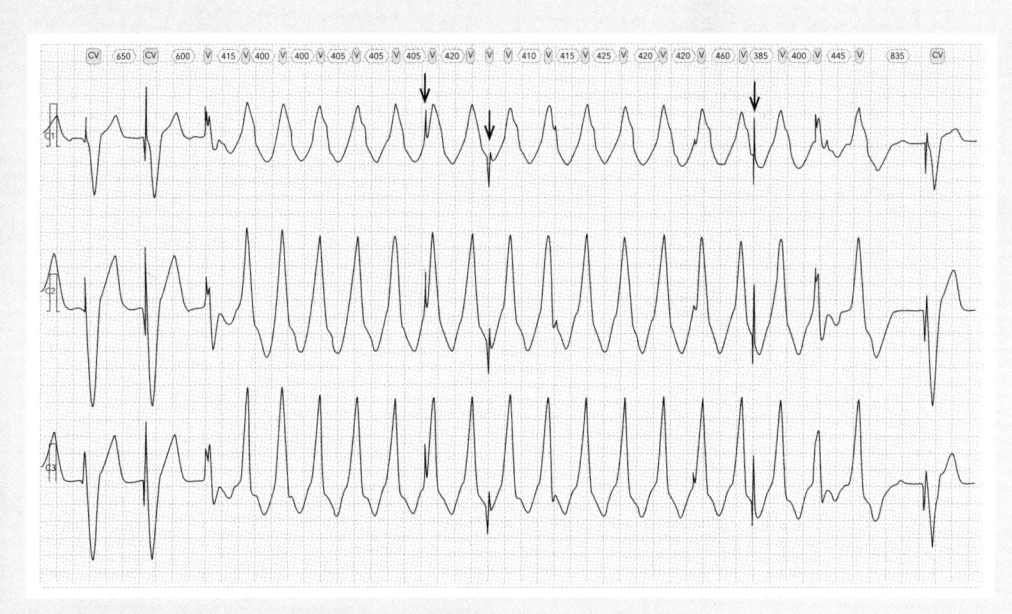

TRAÇADO 4   Episódio de TVNS com *undersensing* ventricular.

TVNS: taquicardia ventricular não sustentada.

COMENTÁRIOS

O marca-passo ventricular (MP VVI) é indicado para pacientes que não apresentam atividade atrial organizada, como na fibrilação atrial crônica com baixa resposta ventricular. O sensor, representado pela letra R no código de letras dos marca-passos, é responsável por ajustar a frequência de estimulação de acordo com as necessidades metabólicas do indivíduo (p. ex., durante a atividade física). No Holter, mudanças na resposta da frequência cardíaca do MP VVI indicam o acionamento do sensor.

O MP VVI, além de estimular e sentir a câmara ventricular, é capaz de se inibir a partir de um evento no ventrículo. Alterações na sensibilidade podem impedir o reconhecimento desses eventos, sendo chamada de *undersensing* ventricular. Como pode se observar neste caso, é possível notar espículas no meio das salvas de taquicardia ventricular não sustentada (TVNS) compatíveis com episódios de *undersensing* ventricular.

CONCLUSÕES

- Ritmo de fibrilação atrial.
- Marca-passo ventricular responsivo em frequência.
- Episódios de TVNS.
- *Undersensing* ventricular durante os episódios de TVNS.

MARCA-PASSO DDD E INTERVALO ATRIOVENTRICULAR

- ▸ M.C.A., 66 anos, sexo masculino.
- ▸ Portador de marca-passo.

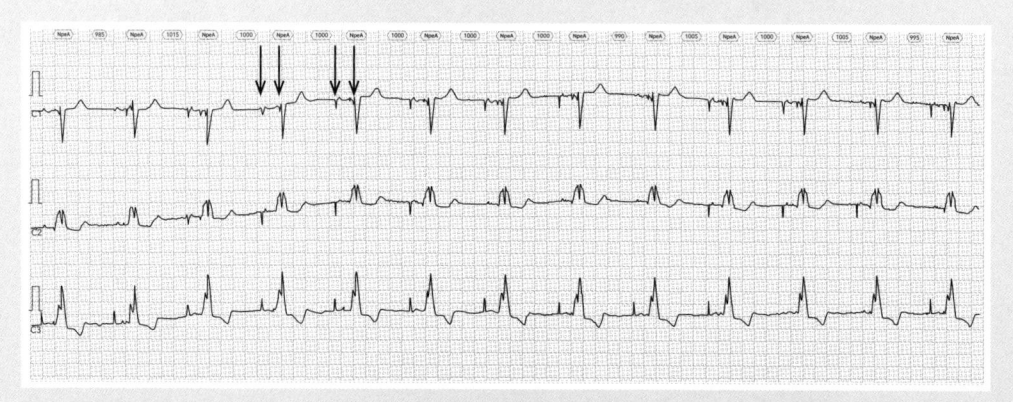

TRAÇADO 1 Marca-passo AV. Observar as espículas antes de P e QRS (setas).

AV: atrioventricular.

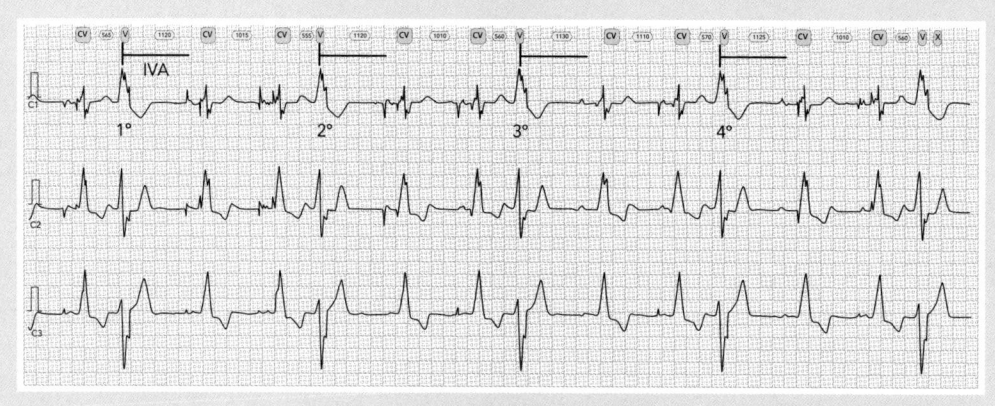

TRAÇADO 2 Marca-passo AV. Ciclo de trigeminismo ventricular monomórfico. Observar a sensibilidade no canal ventricular. Após a primeira ectopia, que é sentida no canal ventricular, o sistema é reiniciado e gera uma captura atrioventricular após o intervalo VA (IVA). Essa sequência se repete após a segunda ectopia. Já após as terceira e quarta ectopias, o canal atrial sente a onda P e deflagra a estimulação ventricular, modo de operação conhecido por VAT nos marca-passos AV. Veja que a onda P ocorre antes de finalizar o IVA e impede uma nova captura atrial.

AV: atrioventricular.

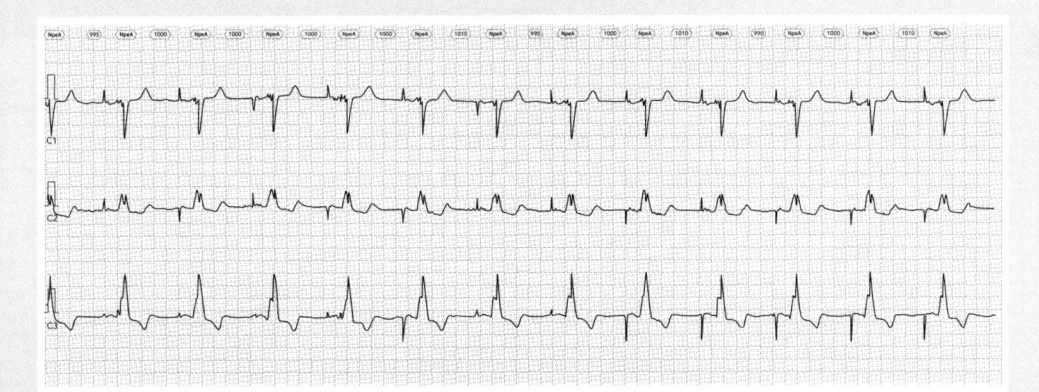

TRAÇADO 3   Marca-passo AV. Observar mudanças na amplitude do QRS nos canais 1 e 2 em relação ao Traçado 2. Isso pode ser explicado apenas por mudanças posturais ou questões técnicas relacionadas a análise do sinal pelo aparelho. São muito comuns durante as gravações de Holter e não devem ser interpretados como disfunções do marca-passo.

AV: atrioventricular.

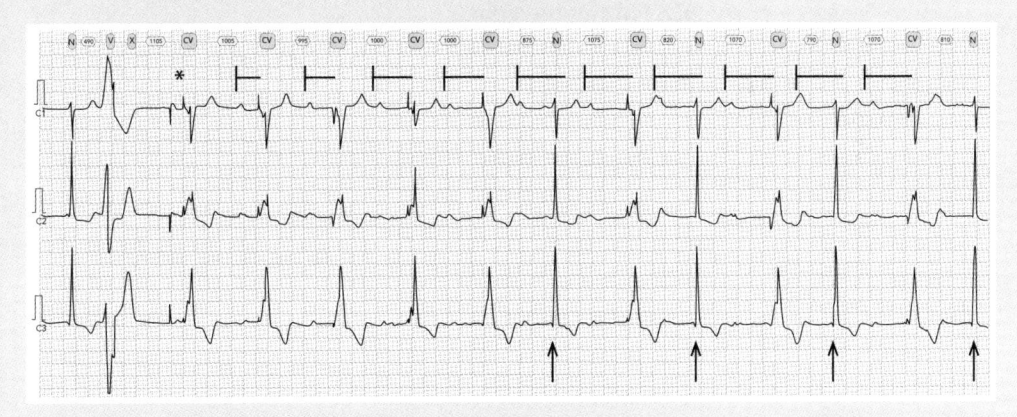

TRAÇADO 4   Após uma captura AV (*), o marca-passo passa a operar em VAT com intervalos PV progressivamente maiores até ocorrerem conduções AV espontâneas (setas).

AV: atrioventricular.

COMENTÁRIOS

Pacientes com bloqueio atrioventricular (AV) intermitente ou com doença do nó sinusal (não totalmente dependentes de estimulação ventricular) não necessitam de estimulação ventricular contínua. Sempre que possível, esta deverá ser evitada na tentativa de prolongar a meia-vida da bateria e para prevenir efeitos deletérios relacionados à dissincronia interventricular. Nesse sentido, a programação dos marca-passos inclui a ativação de determinadas funções que visam a preservação da condução intrínseca para os ventrículos. Durante a análise de Holter podemos nos deparar com momentos em que os aparelhos ativam essa função. O entendimento da forma como atuam são fundamentais para correta interpretação desses registros.

Como pode-se averiguar, os Traçados 1, 2 e 3 demonstram um marca-passo AV com sensibilidade e captura (atrial e ventricular) preservados. No Traçado 4, observa-se um incremento no intervalo PV que possibilitou a condução espontânea para os ventrículos de forma intermitente. Observe que os batimentos sinusais apresentam intervalo PR em torno de 400 ms. O que parece uma perda do sincronismo AV, pode ser explicado pelo acionamento de atrasos programados nos intervalos AV na busca pela condução intrínseca do paciente.

CONCLUSÕES

- Ritmo de marca-passo DDD normofuncionante.
- Batimentos sinusais com bloqueio AV de primeiro grau (PR em torno de 400 ms).
- Extrassistolia ventricular monomórfica.

MIOPOTENCIAIS NO PORTADOR DE MARCA-PASSO DEFINITIVO

▸ O.S., 65 anos, sexo masculino, hipertenso, coronariopata.

▸ Portador de marca-passo definitivo. Relato de desmaio ao carregar peso.

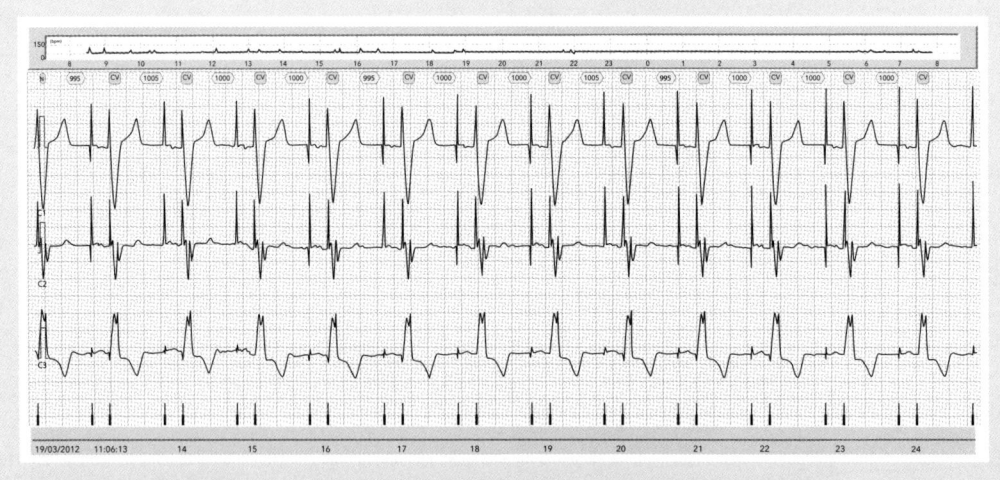

TRAÇADO 1   Ritmo de marca-passo artificial dupla-câmara.

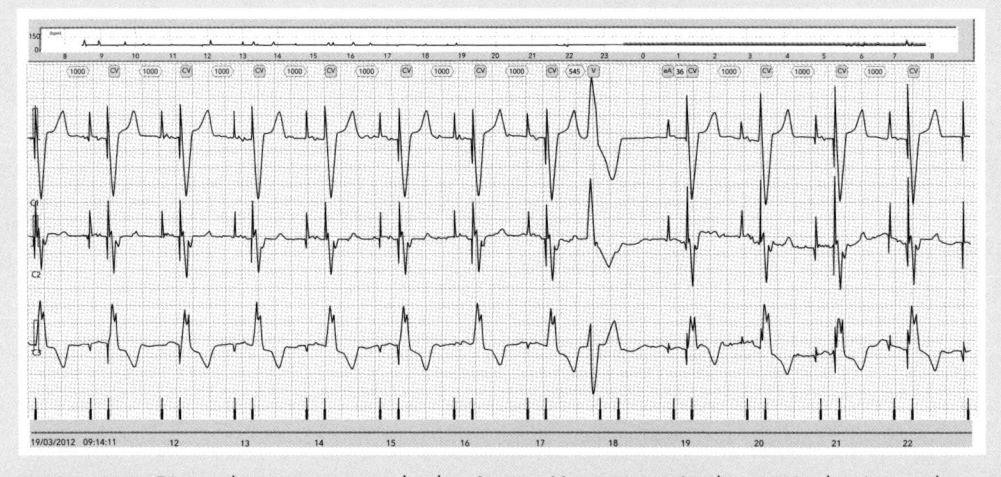

TRAÇADO 2   Ritmo de marca-passo dupla-câmara. Uma extrassístole ventricular é sentida no canal ventricular e reinicia o sistema.

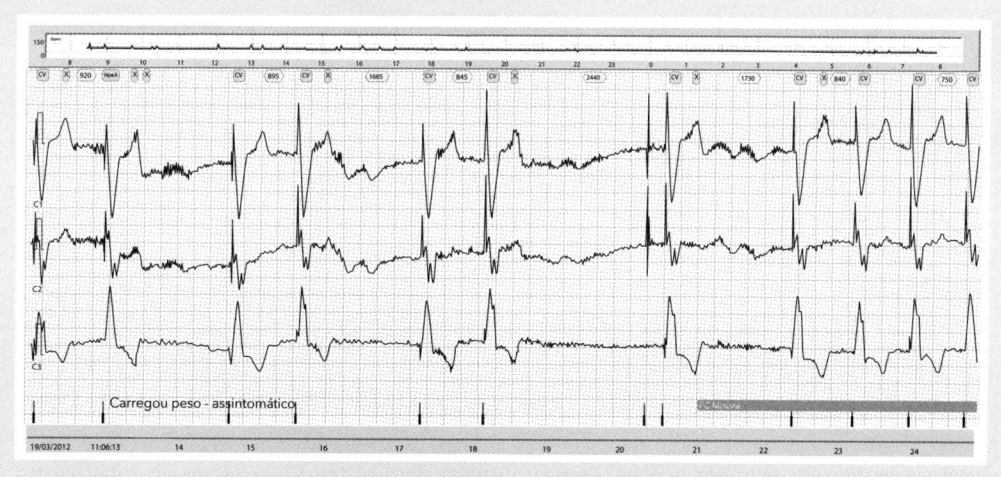

TRAÇADO 3   FC mínima do exame. Ausência de captura atrioventricular ocasionando pausas de até 2,4 segundos. Observar a linha de base, apresenta artefatos sugestivos de tremor muscular.

FC: frequência cardíaca.

COMENTÁRIOS

A avaliação do marca-passo artificial é uma das principais indicações dos exames de eletrocardiografia dinâmica. Especial atenção deve ser dada à correlação existente entre as atividades diárias e o funcionamento do aparelho.

Este caso resume uma das mais importantes observações do método. O paciente é portador de marca-passo dupla-câmara e apresenta relato de desmaio durante esforço físico (carregar peso). Pode-se notar que o marca-passo está operando com captura atrioventricular e está programado com a polaridade em unipolar (observar que as espículas são bem evidentes). Em uma situação que tenta reproduzir o sintoma do paciente, observa-se uma pausa por inibição do gerador desencadeada pela presença de miopotenciais. O canal ventricular sente uma interferência externa ao coração provocada pela contração da musculatura esquelética e interpreta o sinal como se fosse um QRS, inibindo-se de forma inadequada (*oversensing* ventricular). Neste registro, a duração da pausa não foi o suficiente para provocar baixo débito cerebral, porém demonstrou o possível diagnóstico do episódio de síncope.

Ajustes na programação do aparelho com mudança na polaridade da estimulação de unipolar para bipolar podem evitar novos episódios de interferências por miopotenciais. Disfunções associadas ao eletrodo ventricular devem fazer parte do diagnóstico diferencial.

CONCLUSÃO

- Marca-passo dupla-câmara.
- *Oversensing* no canal ventricular provocado por miopotenciais.

TAQUICARDIA SUPRAVENTRICULAR ASSOCIADA A ARRITMIA VENTRICULAR

> ▸ M.R.C., 48 anos, sexo feminino.
>
> ▸ Palpitações taquicárdicas recorrentes.

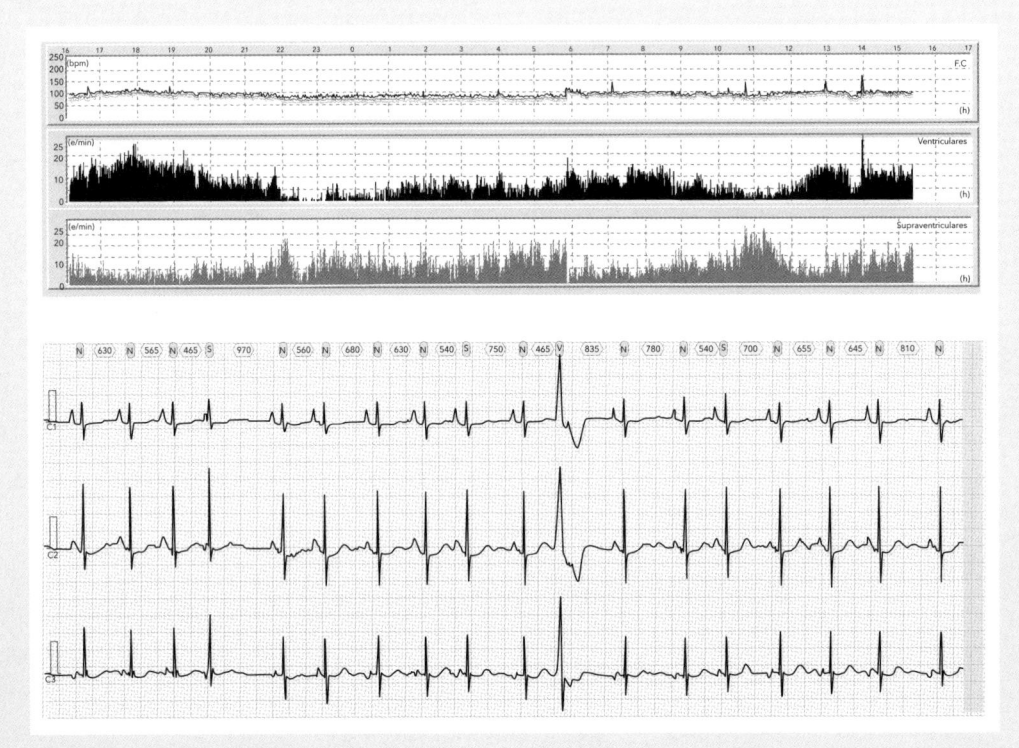

TRAÇADO 1 Pela análise do gráfico, pode-se observar que se trata de um caso com alta incidência de arritmias atriais e ventriculares, homogeneamente distribuídas ao longo das 24 horas. Logo abaixo do gráfico, um registro com ectopias atriais e ventriculares isoladas.

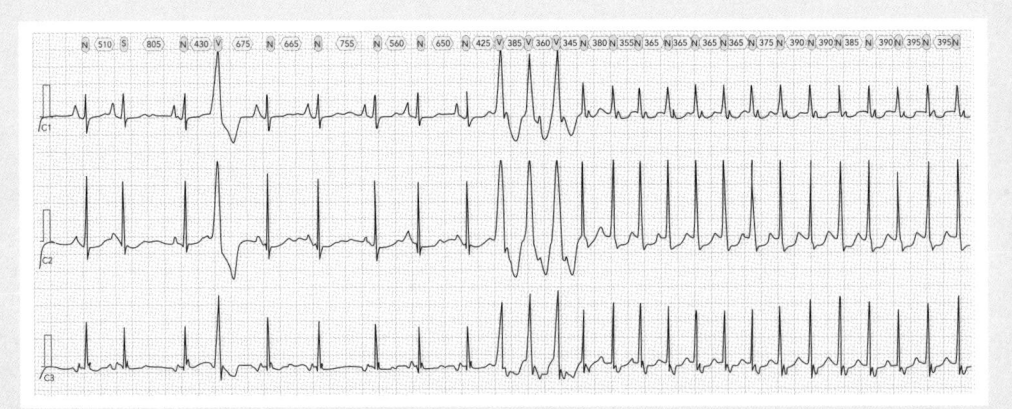

TRAÇADO 2 Uma salva de taquicardia ventricular não sustentada inicia uma TSV com RP' curto. Observar que a morfologia da TVNS é a mesma da extrassístole ventricular registrada no mesmo traçado. Isso afasta a possibilidade de aberrância de condução.

TSV: taquicardia supraventricular; TVNS: taquicardia ventricular não sustentada.

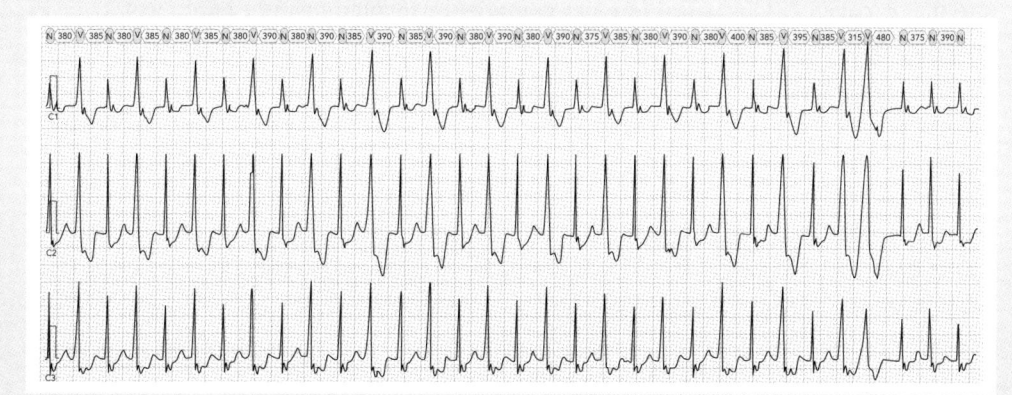

TRAÇADO 3   Bigeminismo ventricular ocorrendo simultaneamente à TSV. Observe que o bigeminismo ventricular não interfere na continuidade da TSV, demonstrando certa independência entre os dois ritmos.

TSV: taquicardia supraventricular.

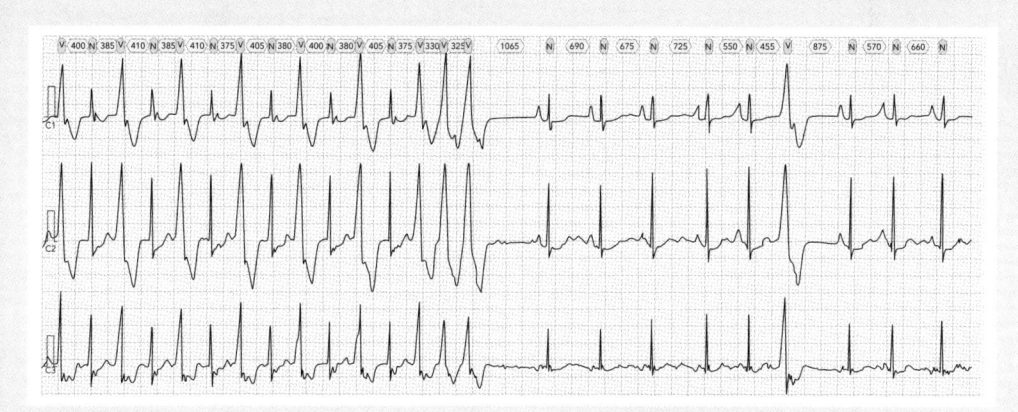

TRAÇADO 4   A TSV é interrompida após uma nova salva de TVNS.

TSV: taquicardia supraventricular; TVNS: taquicardia ventricular não sustentada.

COMENTÁRIOS

A coexistência de diferentes tipos de arritmias no Holter é relativamente comum, como nas extrassístoles atriais e ventriculares, que podem se apresentar de forma frequente em um mesmo exame. Outras associações como extrassístoles atriais e taquicardias atriais, *flutter* e fibrilação atrial, extrassístoles ventriculares e taquicardias ventriculares também são bastante observadas. Por outro lado, a coexistência de diferentes arritmias, com mecanismos eletrofisiológicos distintos, ocorrendo no mesmo momento, é algo incomum.

Nesse caso, a comparação entre a morfologia das extrassístoles ventriculares e da taquicardia ventricular não sustentada (TVNS) afastou a possibilidade de aberrância de condução, evento muito comum no início da taquicardia supraventricular (TSV).

Pela avaliação dos registros, é algo difícil a diferenciação entre taquicardia por reentrada nodal e taquicardia atrioventricular mediada por uma via acessória oculta, as duas hipóteses mais prováveis. O intervalo RP' muito curto (abaixo de 100 ms) e a persistência da taquicardia, apesar do ciclo de bigeminismo ventricular, favorecem o diagnóstico de dupla via nodal. Em contrapartida, a indução da taquicardia após episódios de TVNS corroboram com a presença de via acessória. O estudo eletrofisiológico é fundamental para estabelecer o diagnóstico definitivo.

CONCLUSÕES

- Taquicardia supraventricular paroxística iniciada e encerrada após episódios de TVNS.
- Ciclo de bigeminismo ventricular ocorrendo simultaneamente à TSV.

TAQUICARDIA VENTRICULAR NÃO SUSTENTADA

▶ V.L.O.B., 61 anos, sexo feminino, pré-síncopes.

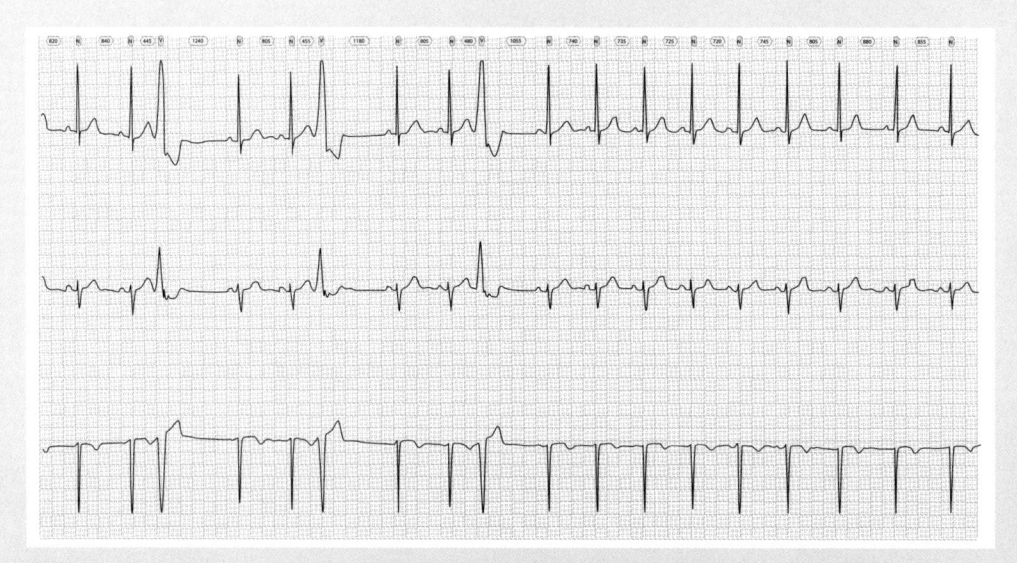

TRAÇADO 1 Ritmo sinusal. FC em torno de 85 bpm. EV isoladas e monomórficas.

EV: extrassístoles ventriculares; FC: frequência cardíaca.

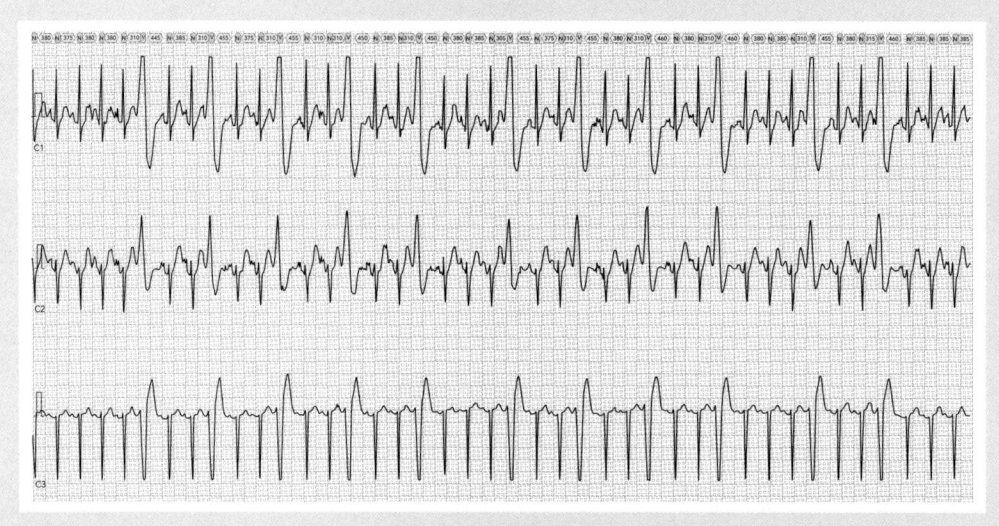

TRAÇADO 2 FC em torno de 160 bpm. Ciclo de trigeminismo ventricular.

FC: frequência cardíaca.

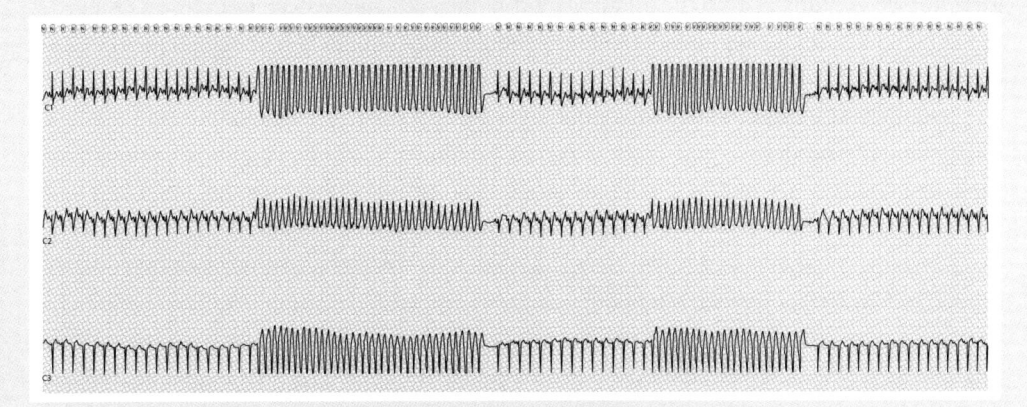

TRAÇADO 3 Registro de ECG comprimido com taquicardia sinusal e dois episódios de TVNS.

ECG: eletrocardiograma; TVNS: taquicardia ventricular não sustentada.

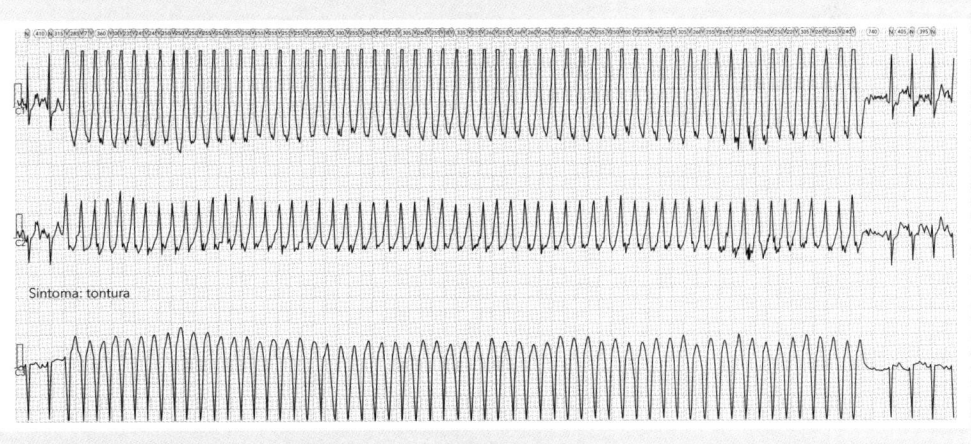

TRAÇADO 4 Episódio de TVNS com reprodução dos sintomas da paciente.

TVNS: taquicardia ventricular não sustentada.

COMENTÁRIOS

A taquicardia ventricular não sustentada (TVNS) é definida como três ou mais batimentos originados abaixo do nó atrioventricular com frequência acima de 120 bpm e duração menor que 30 segundos, representando um achado no Holter com espectro clínico e prognóstico variável. Em muitos cenários, a TVNS atua como um marcador de risco aumentado para taquiarritmias sustentadas e morte súbita; por outro lado, em populações aparentemente saudáveis, excluídas as possibilidades de cardiomiopatias ocultas e arritmias associadas a alterações genéticas, parece não implicar em prognóstico adverso. O Holter, além de ser uma das principais ferramentas utilizadas na estratificação de pacientes considerados de alto rísco, é fundamental para definir a correlação entre sintomas e eventos arrítmicos e pode avaliar a influência do sistema nervoso autônomo sobre o desencadeamento das arritmias. Como se pode averiguar neste caso, a incidência e a complexidade das ectopias ventriculares aumentam na medida em que a frequência cardíaca (FC) se eleva, demonstrando relação entre a atividade simpática aumentada e a piora da arritmia. Essa observação pode ter implicações na escolha da melhor opção terapêutica.

CONCLUSÕES

- Extrassistolia ventricular monomórfica isolada e em ciclos de trigeminismo ventricular.
- Episódios de TVNS rápida com FC em torno de 250 bpm.
- Correlação entre o sintoma "tontura" e a presença de TVNS.

FLUTTER ATRIAL E TAQUICARDIA VENTRICULAR POLIMÓRFICA

▸ V.P.L., 64 anos, sexo masculino, cardiopatia isquêmica.

▸ Palpitações e pré-síncopes.

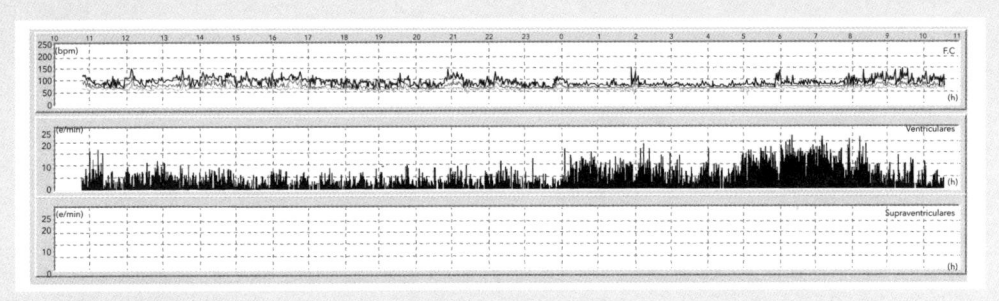

FIGURA 1 Gráfico de 24 horas com alta incidência de arritmias ventriculares ao longo de todo o exame.

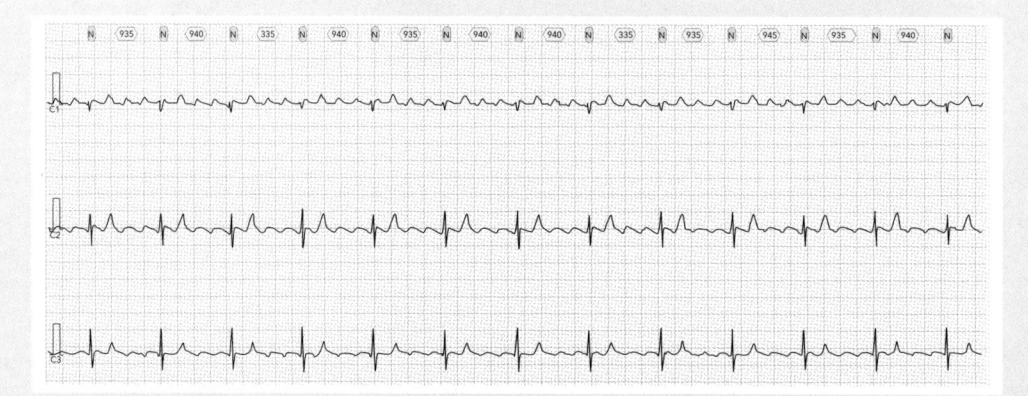

TRAÇADO 1 *Flutter* atrial com condução AV 4:1.

AV: atrioventricular.

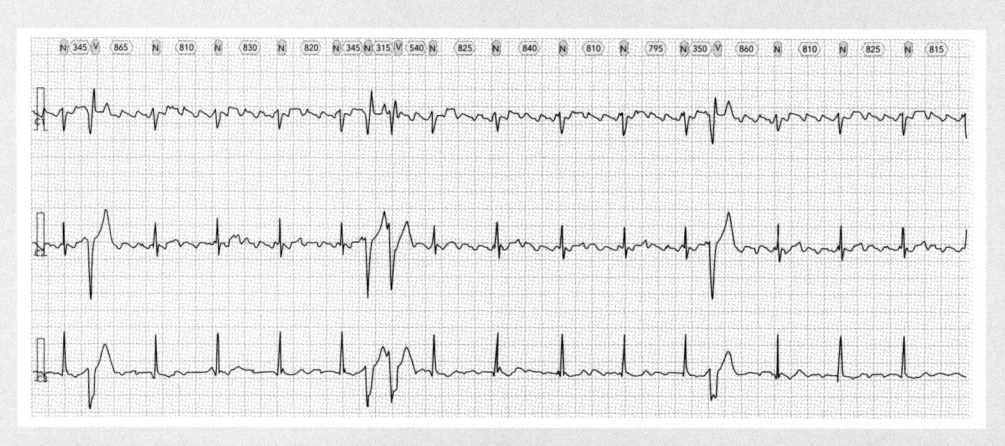

TRAÇADO 2 *Flutter* atrial. EV isoladas e pareadas.

EV: extrassístole ventricular.

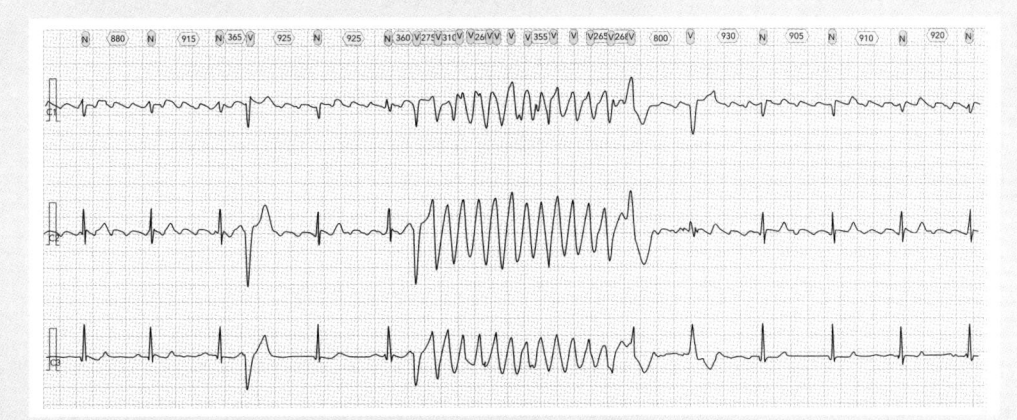

TRAÇADO 3   *Flutter* atrial. EV isolada e um episódio de TV polimórfica não sustentada.

EV: extrassístole ventricular; TV: taquicardia ventricular.

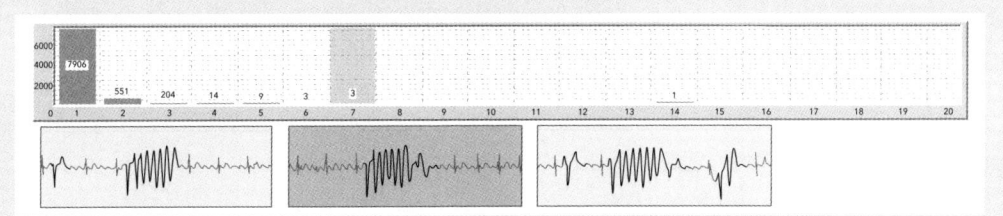

FIGURA 2   Tabela de registro das arritmias ventriculares. Três exemplares de TV polimórfica não sustentada.

TV: taquicardia ventricular.

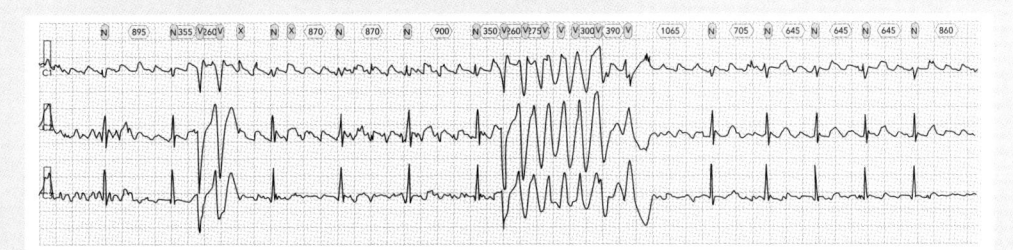

TRAÇADO 4   Ampliação de um dos exemplos de TV polimórfica não sustentada.

TV: taquicardia ventricular.

COMENTÁRIOS

A taquicardia ventricular (TV) polimórfica normalmente está associada a isquemia miocárdica aguda, distúrbios hidroeletrolíticos e aumento do intervalo QT (congênito ou adquirido), quando recebe o nome de *torsade de pointes*. Esta, além de diferentes morfologias do QRS, típicas da TV polimórfica, apresenta uma mudança no seu próprio eixo que alternadamente se orienta para baixo e para cima, criando um aspecto de torção nas pontas do QRS.

Detalhes no Holter podem ajudar a elucidar possíveis mecanismos envolvidos com a TV polimórfica. Uma observação que merece destaque é a precocidade da extrassístole ventricular (EV) em relação à onda T. EV muito precoces podem atingir o miocárdio em uma fase vulnerável da repolarização ventricular e precipitar o desencadeamento de arritmias ventriculares graves e potencialmente fatais, fenômeno conhecido como R sobre T.

Nesse caso, a análise do intervalo QT fica prejudicada pela presença do *flutter* atrial que deforma o segmento ST dificultando a delimitação exata do mesmo. Entretanto, no canal 3 é possível avaliar com maior nitidez a duração do intervalo QT e a relação da onda T com as EV. Observe que a duração do intervalo QT é normal (em torno de 380 ms), afastando a possibilidade de *torsade de pointes*. Por outro lado, as EV são muito precoces e caem no pico da onda T provocando o fenômeno R sobre T.

Outra observação interessante é que, apesar da arritmia ventricular ser morfologicamente polimórfica, todas as EV que iniciam os episódios de TV apresentam a mesma morfologia. Esse detalhe merece destaque já que alerta para a possibilidade da TV polimórfica ser desencadeada por um único foco.

CONCLUSÕES

- *Flutter* atrial com condução AV 4:1.
- Extrassistolia ventricular monomórfica isolada e pareada.
- Episódios de TV polimórfica não sustentada, desencadeados por EV monomórficas.

QT LONGO E BLOQUEIO ATRIOVENTRICULAR

> F.B., 77 anos, sexo feminino, hipertensa, portadora de fibrilação atrial paroxística, em uso de sotalol.

> Evoluiu com episódios de síncopes.

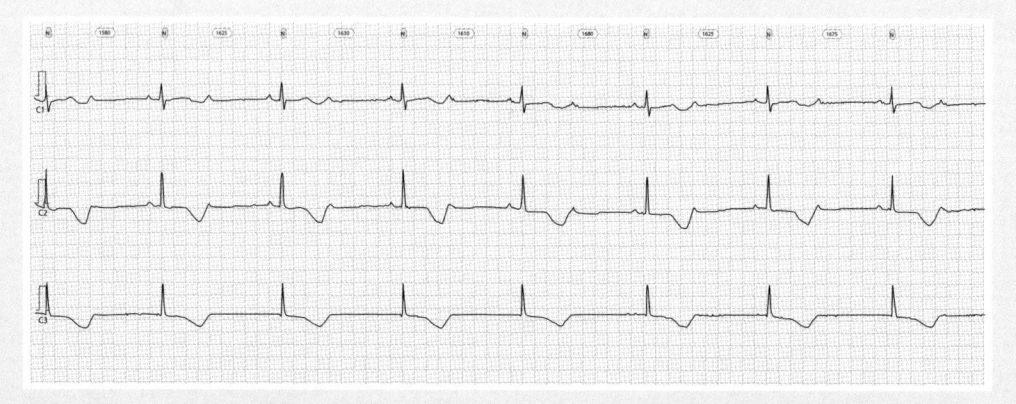

TRAÇADO 1   Bradicardia sinusal (FC entre 30 e 40 bpm). Duração do intervalo QTc prolongada (QTc em torno de 550 ms).

FC: frequência cardíaca.

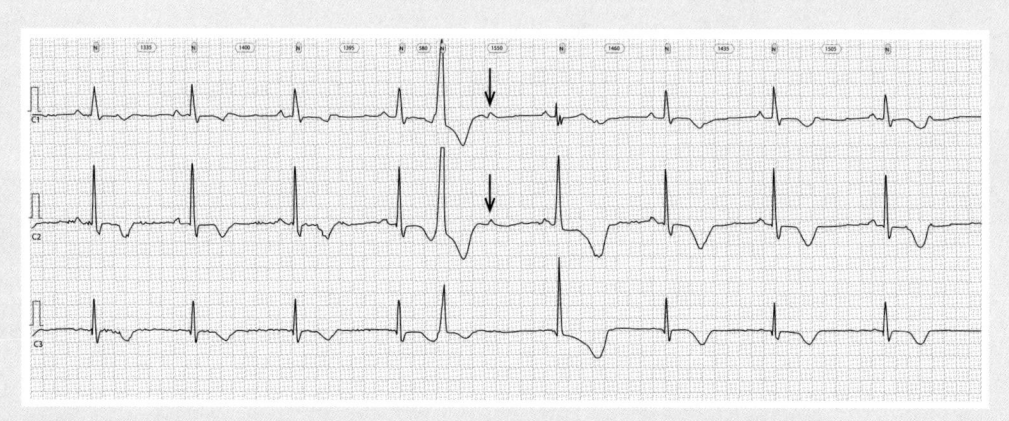

TRAÇADO 2   Bradicardia sinusal com intervalo QTc prolongado. Uma EV cai no pico da onda T. Observar que a pausa após a EV torna o intervalo QT do batimento seguinte ainda mais prolongado. Ver que é possível notar uma onda P bloqueada logo após a EV (seta).

EV: extrassístole ventricular.

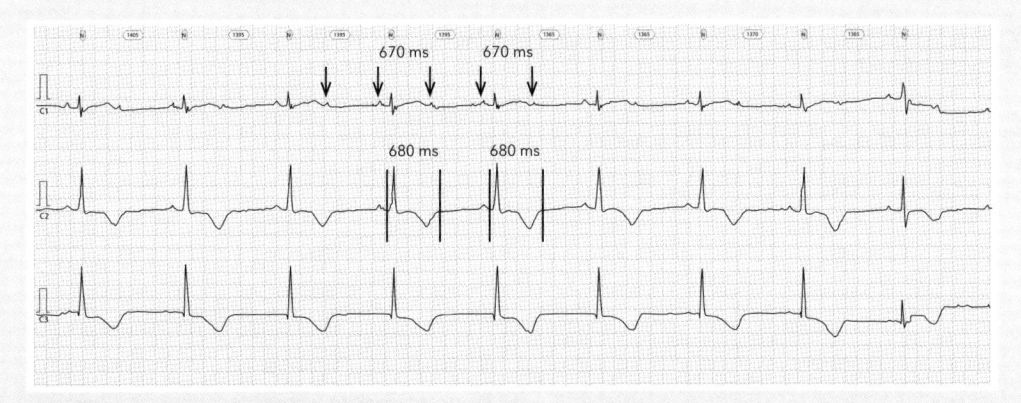

TRAÇADO 3 Bradicardia sinusal, intervalo QTc prolongado. No canal 1, pode-se notar uma sequência de bloqueio AV 2:1 (setas). Observar que o tempo de despolarização do nó sinusal é menor que o tempo de repolarização ventricular (pseudobloqueio AV).

AV: atrioventricular.

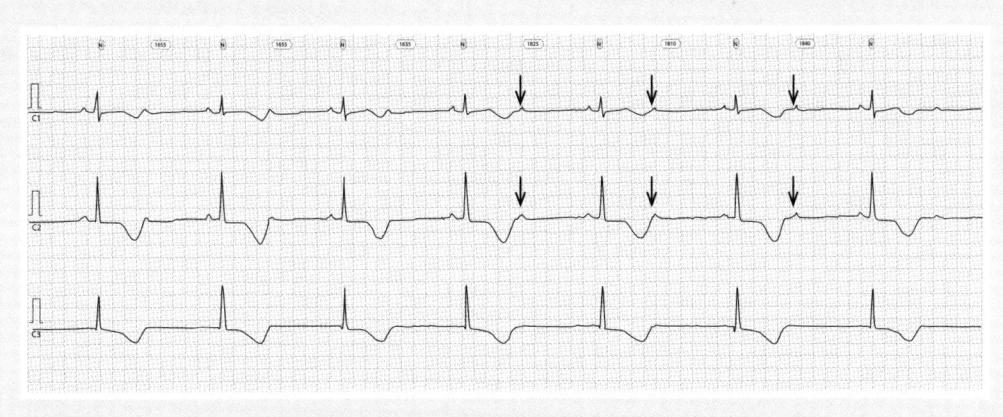

TRAÇADO 4 Outro momento do exame. FC mais baixa, intervalo QTc mais prolongado em relação ao traçado anterior. Observar a sequência de bloqueio AV 2:1 (setas).

AV: atrioventricular; FC: frequência cardíaca.

COMENTÁRIOS

A avaliação da eficácia terapêutica e de possíveis efeitos pró-arrítmicos no tratamento das arritmias é uma das principais indicações da eletrocardiografia dinâmica.

Efeitos pró-arrítmicos variam entre 5,8 e 15% na literatura. Bradicardia sinusal, bloqueios atrioventriculares (AV), prolongamento do intervalo QTc ou até mesmo piora ou surgimento de novas arritmias são observados na prática clínica.

O cloridrato de sotalol é uma medicação antiarrítmica da classe III de Vaugham Williams, que possui ação beta-adrenérgica e pode causar prolongamento do intervalo QT.

Além da predisposição para desenvolvimento de arritmias ventriculares polimórficas graves (*torsade de pointes*), o aumento do intervalo QT também pode predispor ao surgimento de bloqueios AV. Esse fenômeno está associado ao tempo de repolarização ventricular (TRV) e do automatismo sinusal. Como se pode observar no Traçado 3, TRV acima da frequência do nó sinusal determina o surgimento de pseudobloqueio AV. É chamado assim por estar relacionado com o prolongamento do QT e não com doenças no sistema de condução.

Outro detalhe que chama a atenção é a relação entre a bradicardia e o aumento do QT, que fica evidente pelos traçados nos quais pausa após extrassístole ventricular (EV) e diminuição da frequência cardíaca (FC) aumentam o QT. Além de bloqueios AV, pode-se observar também alternância elétrica do QRS associada à bradicardia importante e QT longo, o que não foi observado neste caso.

Situações como esta exigem uma abordagem emergencial, tendo em vista o alto risco de morte súbita diante desses achados. A retirada do medicamento, juntamente com a reposição de magnésio e a passagem de marca-passo provisório com estimulação em frequências mais altas que a habitual, costumam resolver o problema.

CONCLUSÕES

- Bradicardia sinusal.
- Intervalo QTc prolongado com pseudobloqueio AV de segundo grau do tipo 2:1.

TORSADE DE POINTES NA FIBRILAÇÃO ATRIAL COM ALTO GRAU DE BLOQUEIO ATRIOVENTRICULAR

> ▸ O.S.A., 82 anos, sexo feminino, fibrilação atrial crônica, faz uso de amiodarona 200 mg/dia.
>
> ▸ Refere tonturas e dispneia.

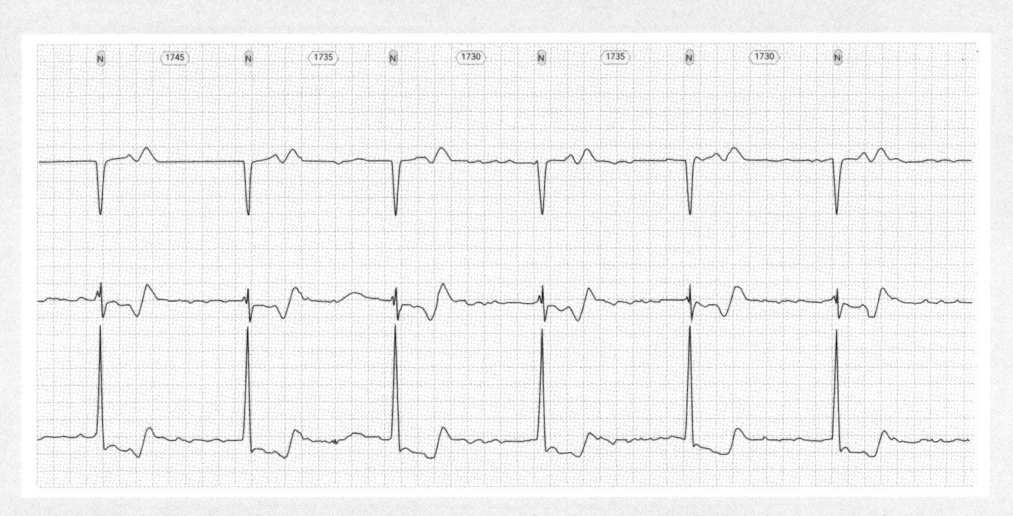

TRAÇADO 1 Fibrilação atrial com alto grau de bloqueio AV. Prolongamento significativo do intervalo QT.

AV: atrioventricular.

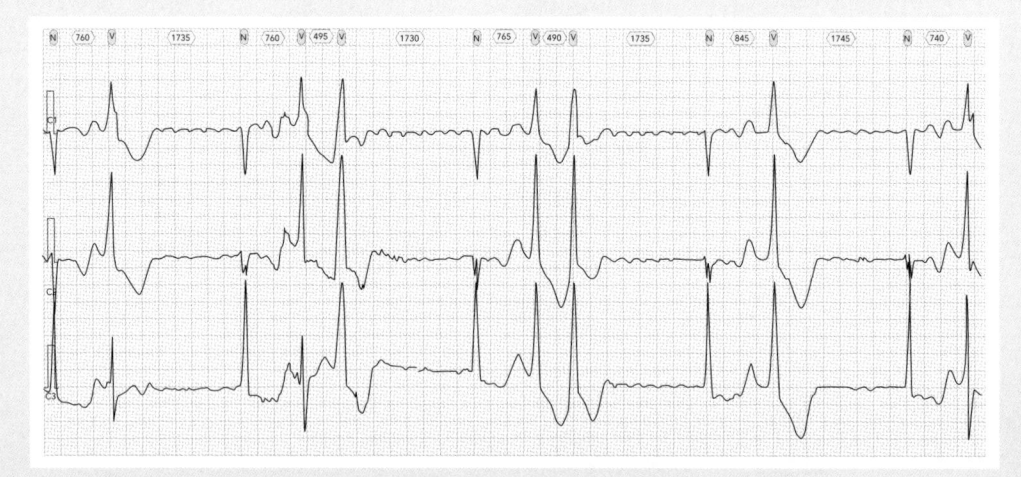

TRAÇADO 2 Extrassístoles ventriculares monomórficas, isoladas e pareadas.

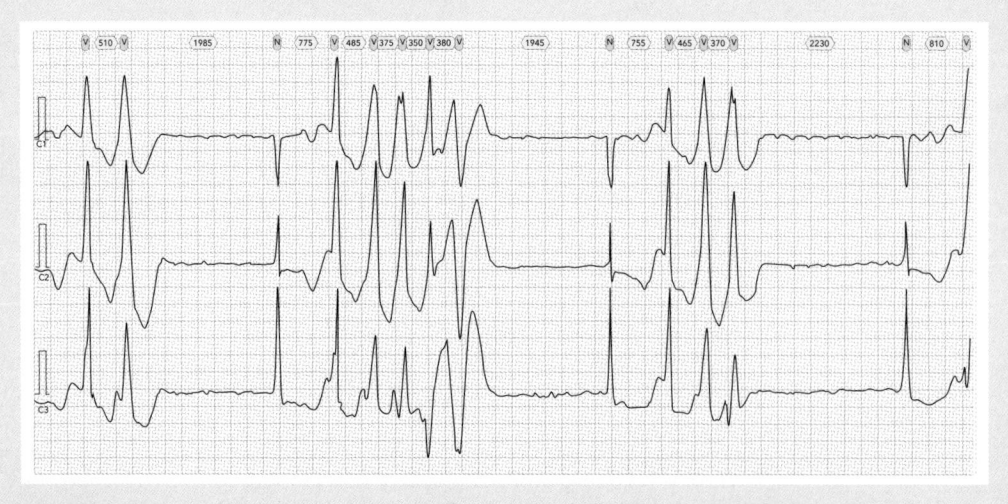

TRAÇADO 3 As extrassístoles atingem o final da onda T desencadeando TV polimórfica não sustentada.

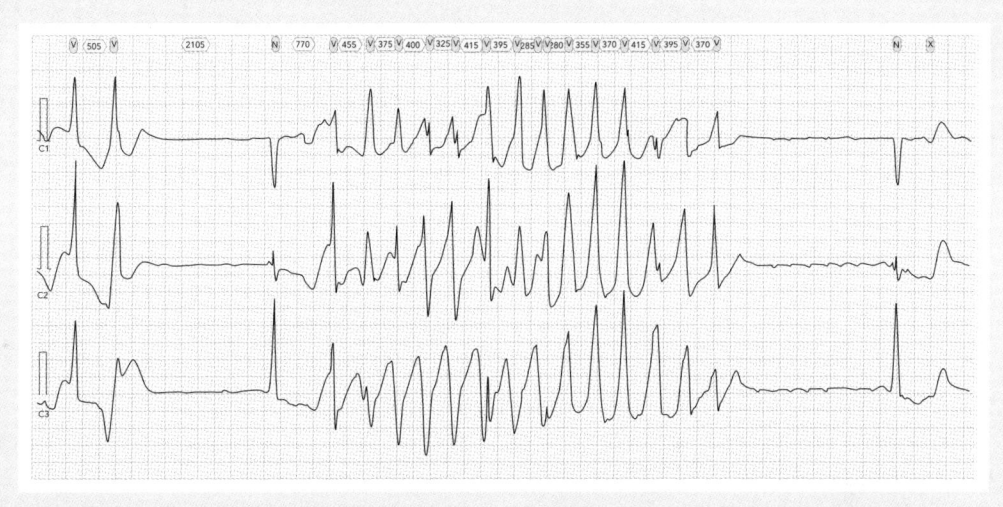

TRAÇADO 4   Episódio de TV polimórfica não sustentada típica de *torsades de pointes*.

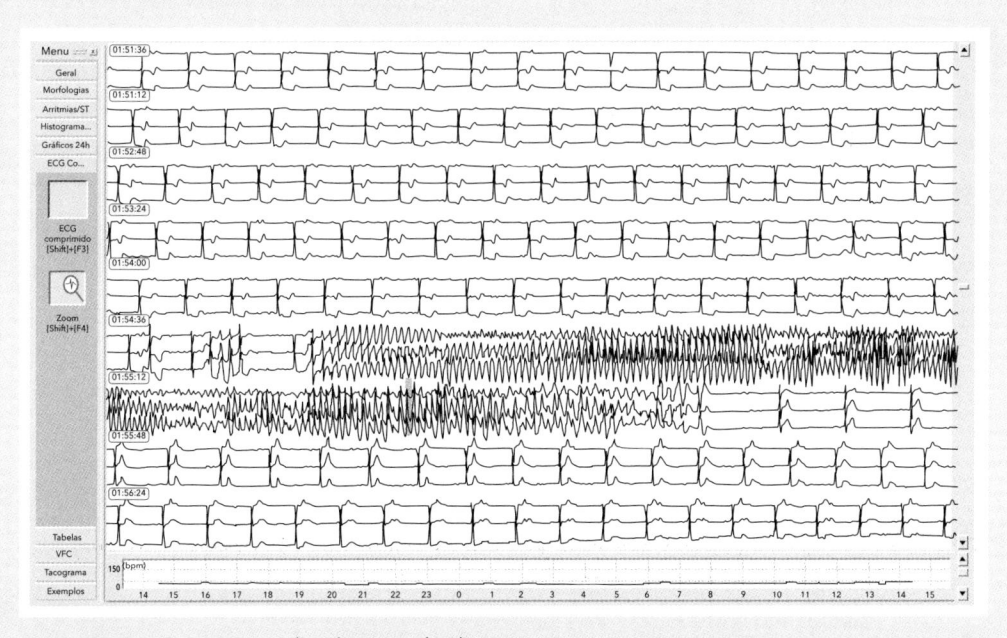

TRAÇADO 5   Outro episódio de *torsade de pointes*.

COMENTÁRIOS

Torsade de pointes (TP) é um tipo específico de taquicardia ventricular polimórfica associada ao aumento do intervalo QT, seja congênita ou adquirida. Os episódios apresentam alta frequência de disparo e via de regra são autolimitados, quando não degeneram para fibrilação ventricular. O padrão eletrocardiográfico é típico, caracterizado por alterações na morfologia, na amplitude e na polaridade do QRS que dão a impressão de girar em torno da linha isoelétrica.

Os fatores de risco mais comumente envolvidos com a TP secundária ao QT longo adquirido são sexo feminino, idade avançada, bradicardia, distúrbios metabólicos e medicamentos. Estudos já demonstraram que pacientes com bloqueio atrioventricular apresentam duração do intervalo QT significativamente maior do que aqueles com bradicardia sinusal, até mesmo para frequências cardíacas comparáveis. Além disso, a ocorrência de TP na vigência de bradicardia é influenciada por outros fatores, como duração do intervalo QT e tempo de bradicardia. Strasberg et al.[1] relataram que o intervalo QT acima de 600 ms e ectopias ventriculares no eletrocardiograma indicam risco elevado para o desenvolvimento de taquicardia ventricular polimórfica em pacientes com bloqueio AV. Dados clínicos e experimentais demonstraram que a duração do bloqueio atrioventricular (AV) é um importante determinante da suscetibilidade da TP. Estudos experimentais revelaram que a TP é raramente indutível no bloqueio AV com menos de uma semana, mas é indutível com cinco semanas de evolução. Em uma série de 64 pacientes com bloqueio AV, Yaginer et al.[2] relataram longa duração da bradicardia em três pacientes que desenvolveram TP.

Neste caso, além de apresentar vários fatores de risco para TP, a presença de fibrilação atrial com alto grau de bloqueio AV parece ter influenciado de forma significativa para o prolongamento do intervalo QT. É possível que a duração da bradicardia também possa ter contribuído, porém não foi possível estabelecer o exato momento de início do quadro.

CONCLUSÕES

- Fibrilação atrial com alto grau de bloqueio AV.
- Intervalo QT muito prolongado.
- Episódios de TV polimórfica do tipo *torsade de pointes*.

REFERÊNCIAS

1. Strasberg B, Kusniec J, Erdman S, Lewin RF, Arditti A, Sclarovsky S, et al. Polymorphous ventricular tachycardia and artioventricular block. Pacing Clin Electrophysiol. 1996;9(4):522-6.
2. Yaginer O, Kilicaslan F, Aparci M, Isilak Z, Uz O, Bayrak F, et al. Bradycardia-induced torsade de pointes – an arrhythmia less understood. Indian Pacing Electrophysiol J. 2010;10(10):435-8.
3. Chevalier P, Scridon A. Atrio-ventricular block-induced torsades de pointes. In: Vonend O, Eckeret S, eds. Aspects of pacemakers – functions and interactions in cardiac and non-cardiac indications. Rijeka: InTech; 2011.

ISQUEMIA SILENCIOSA
NO HOLTER

▸ M.P.R.L., 56 anos, sexo feminino, obesa, hipertensa e tabagista.

▸ Assintomática.

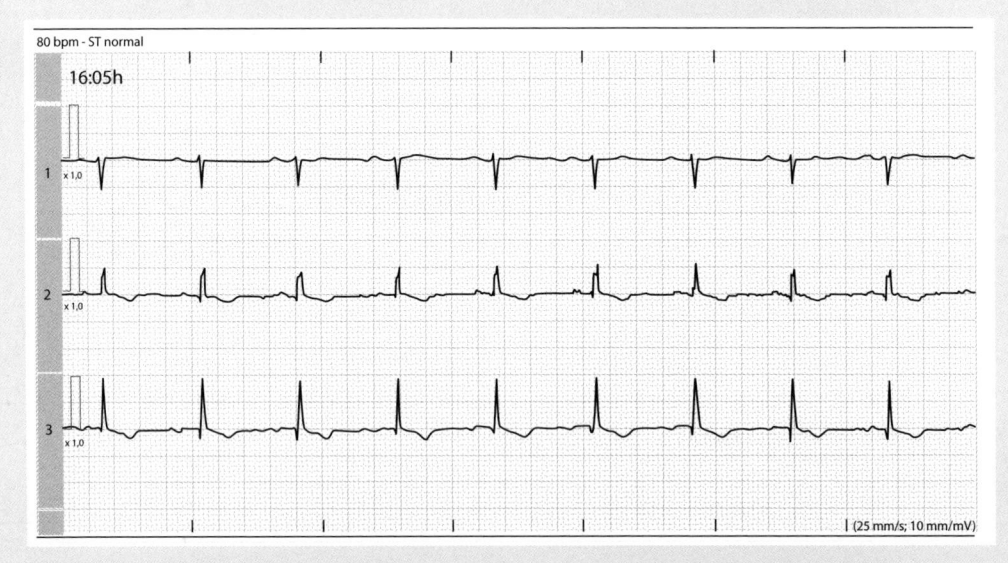

TRAÇADO 1 Ritmo sinusal, sem alterações do segmento ST.

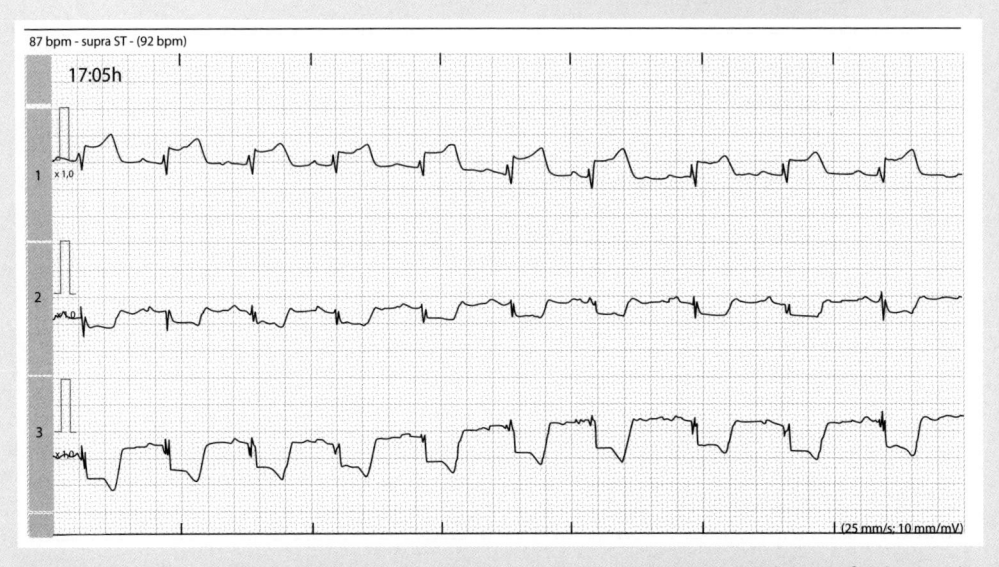

TRAÇADO 2 Supradesnivelamento do segmento ST (> 1 mm) no canal 1 e infradesnivelamento do segmento ST (> 1 mm) nos canais 2 e 3.

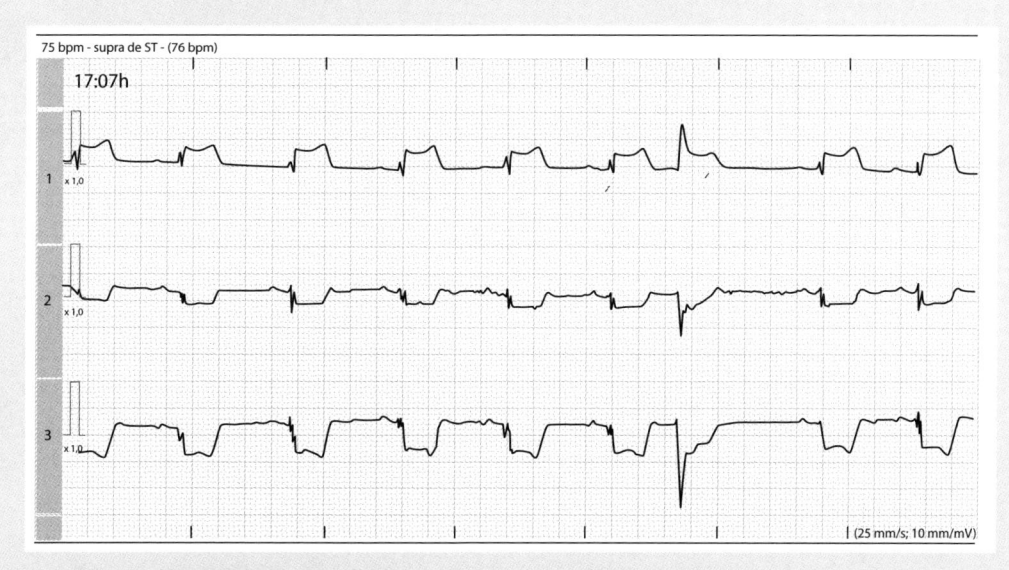

TRAÇADO 3 Após 2 minutos, as alterações persistem.

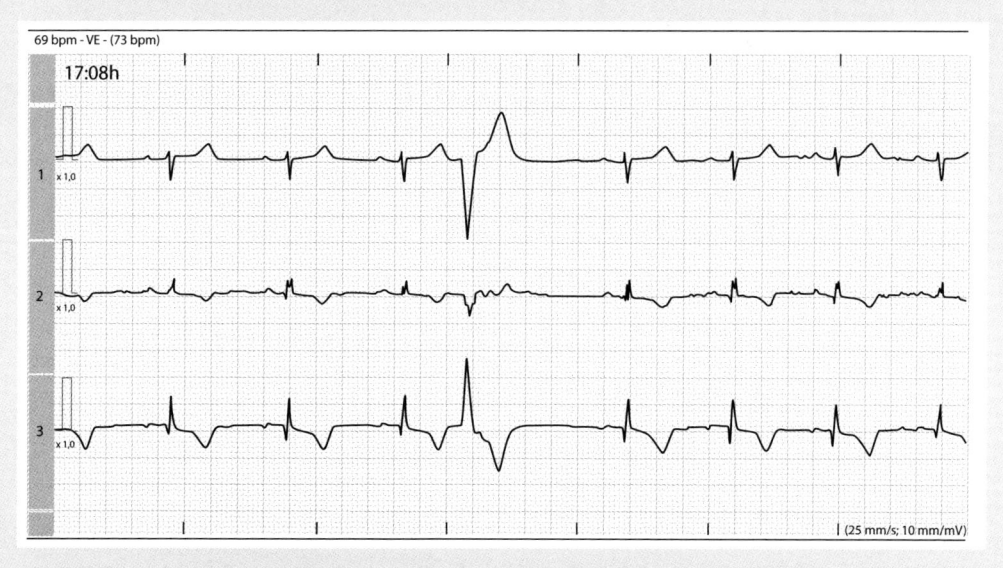

TRAÇADO 4 Após 3 minutos, regressão das alterações do segmento ST. Uma ectopia ventricular no meio do traçado.

COMENTÁRIOS

Isquemia miocárdica silenciosa é definida como a documentação objetiva de isquemia miocárdica na ausência de angina ou equivalente anginoso. Na população em geral, ocorre em 2 a 4% dos indivíduos. Em pacientes com doença arterial coronariana (DAC), episódios de isquemia miocárdica assintomática ocorrem mais frequentemente do que episódios sintomáticos (cerca de 80% do total) e têm valor prognóstico.

No Holter, um episódio de isquemia silenciosa é caracterizado pela presença de desnivelamentos do segmento ST maiores que 1 mm, com duração mínima de 1 minuto e reversão espontânea. Os episódios podem ser de curta duração ou prolongados e costumam ser múltiplos. Apesar de a maioria ser precedida pelo aumento significativo da frequência cardíaca, geralmente não são associados a esforço físico, podendo ocorrer em repouso, durante atividade intelectual e até mesmo durante o sono. Existe predileção para ocorrer nas últimas horas da madrugada, nas primeiras horas da manhã e no final da tarde.

Ao contrário de outros métodos de avaliação, o sistema Holter é capaz de registrar eventos isquêmicos espontâneos sem a necessidade de provocar estresse físico ou farmacológico. Apesar de apresentar limitações relacionadas a questões técnicas e a algumas situações clínicas, pela análise é possível reconhecer e quantificar os episódios isquêmicos, avaliar os momentos em que ocorrem, definir a relação entre isquemia e frequência cardíaca e avaliar a eficácia do tratamento medicamento. Daí sua importância para acompanhamento de pacientes coronariopatas durante atividades rotineiras. Por outro lado, não deve ser utilizado como método de detecção de isquemia na população em geral e na investigação de dor torácica.

CONCLUSÃO

- Episódio de supradesnivelamento (canal 1) e infradesnivelamento (canais 2 e 3) do segmento ST com duração de 2 minutos, sugestivo de isquemia subepicárdica transitória.
- Não houve relato de sintomas durante o evento.

MORTE SÚBITA NO HOLTER

> ▶ G.T.M., 69 anos, sexo masculino. Hipertenso e tabagista.
>
> ▶ Investigação de palpitações.

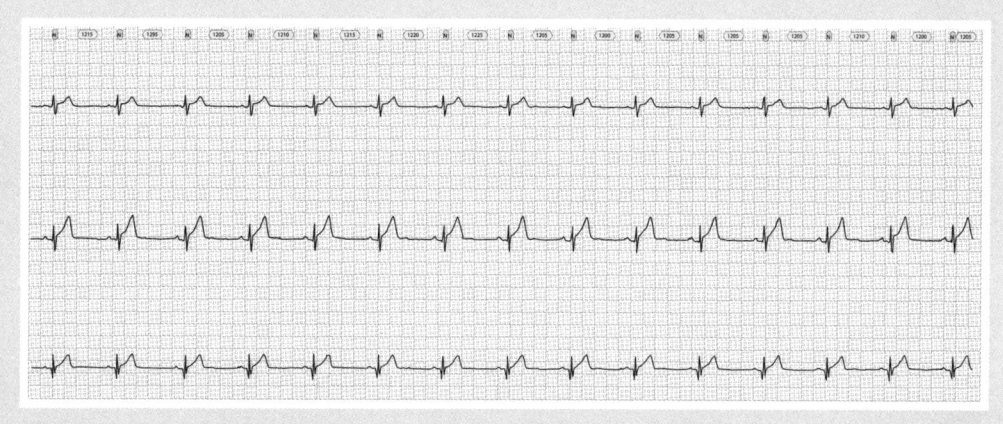

TRAÇADO 1   Às 14h23, ritmo sinusal, assistindo a TV.

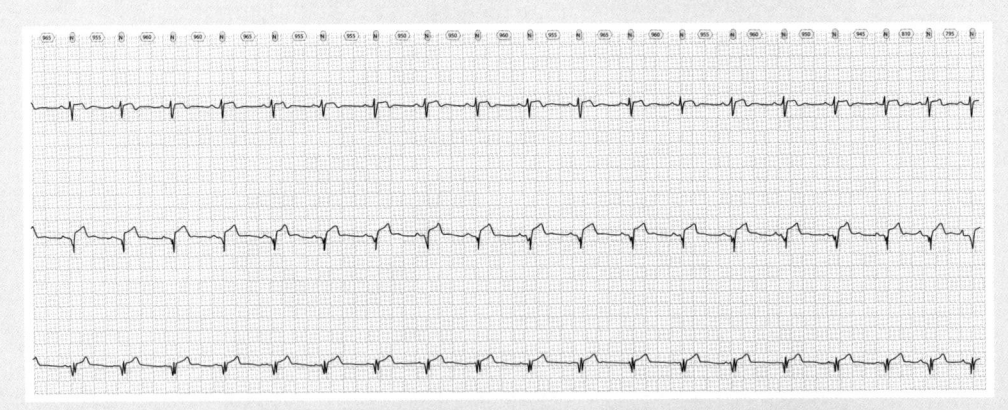

TRAÇADO 2   Às 23h33. Início do supradesnivelamento do segmento ST (acima de 1 mm) nos três canais (isquemia subepicárdica).

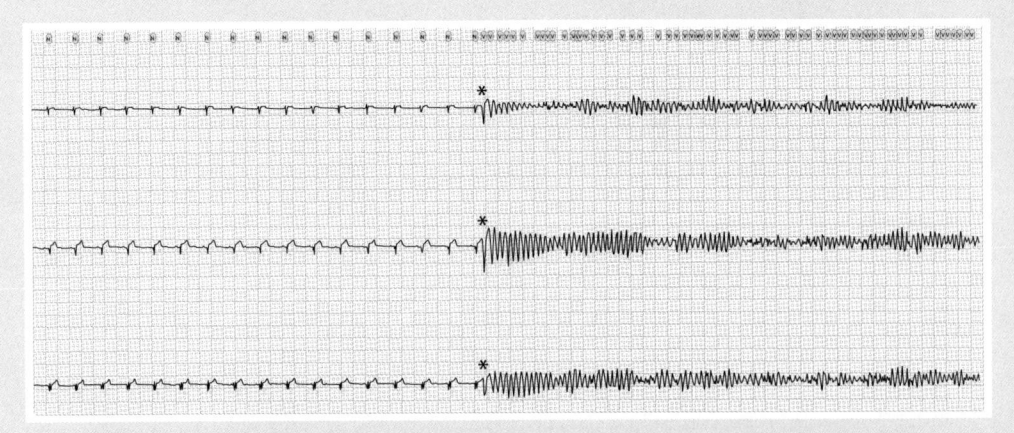

TRAÇADO 3   Às 23h38. Uma extrassístole ventricular (*) incide no pico da onda T (fenômeno R sobre T) e inicia uma taquicardia ventricular polimórfica.

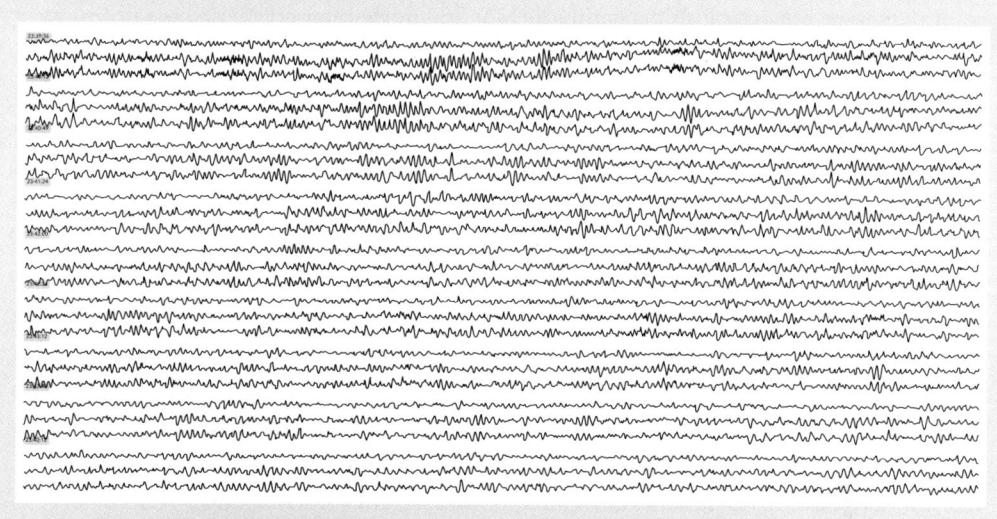

TRAÇADO 4   Entre 23h39 e 23h44. Fibrilação ventricular.

TRAÇADO 5   Entre 00h03 e 00h08. Assistolia. Término da gravação.

COMENTÁRIOS

Entende-se por morte súbita cardíaca (MSC) a morte inesperada, de causa cardiovascular, em pessoas com ou sem doença cardíaca prévia, que ocorre até uma hora desde o início dos sintomas ou de mudanças agudas em relação ao estado clínico basal do paciente.

O registro da morte súbita no Holter tem papel importante para o melhor entendimento das alterações que precedem e suscedem o evento, assim como o esclarecimento dos possíveis mecanismos envolvidos em sua gênese.

Nos registros de morte súbita extra-hospitalar, a fibrilação ventricular (FV) é responsável por 75 a 80% dos casos e bradiarritmias são documentadas em 5 a 10% dos eventos.

A cardiopatia isquêmica é a causa mais frequente de MSC. A isquemia miocárdica aguda é considerada a principal causa, sendo a FV e a taquicardia ventricular polimórfica (TVP) as manifestações mais típicas. Estima-se que a TVP seja responsável por 25% das causas de MSC, sendo particularmente frequente na fase aguda da isquemia. A TVP é raramente registrada em gravações de Holter (prevalência de 0,15%), mas é responsável por mais de 40% das causas de MSC durante monitoração em ambiente hospitalar.

O fenômeno R sobre T, caracterizado por uma ectopia ventricular que atinge o pico da onda T (Traçado 3), é reconhecidamente um dos fatores associados ao desencadeamento de taquiarritmias ventriculares malignas na isquemia aguda.

Este caso demonstra em detalhes o desencadeamento da MSC durante uma isquemia aguda subepicárdica. Pode-se avaliar a sequência e a evolução temporal do evento. Com essas observações é possível entender a divergência de dados com relação ao tipo de arritmia documentada após uma MSC em diferentes ambientes de atendimento. Como se pode notar, são arritmias que se suscedem e fazem parte do mesmo processo, podendo ser mais ou menos incidentes, dependendo do momento em que são registradas.

CONCLUSÕES

- Ritmo sinusal até as 23h38.
- Isquemia miocárdica subepicárdica durante o sono.
- TVP com degeneração para FV e, a seguir, assistolia.
- MSC.

REFERÊNCIAS BIBLIOGRÁFICAS

1. Hohnloser S, Weiss M, Zeiher A, Wollschläger H, Hust MH, Just H. Sudden cardiac death recorded during electrocardiographic monitoring. Clin Cardiol. 1984;7:517-23.
2. Israel CW. Mechanisms of sudden cardiac death. Indian Heart J. 2014;66:S10-S17.

ÍNDICE REMISSIVO